写给孩子的医学科普书

人类历史上的传染病

徐 昊 著　　黑 绘 图

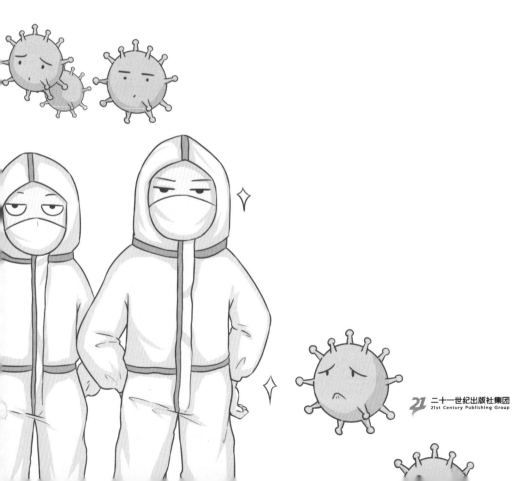

21 二十一世纪出版社集团
21st Century Publishing Group

前言

2020 年初，一个神秘的"幽灵"开始进入大众的视野，它很快就笼罩了全世界，迫使人们闭门不出、工厂停工、学校停课，令整个地球都戴上了口罩。这个"幽灵"，就是新型冠状病毒。

在肆意来袭的传染病面前，人类有恐慌，有迷茫，但也有团结和无私的精神。原本我们了解不多的传染病，忽然就影响了所有人的生活。其实，传染病一直都潜伏在我们身边。下面两个例子可以帮助你更好地理解传染病。

人类的胃是有很强的自我保护功能的，主要的防御物质就是胃酸，胃酸会杀死大部分的细菌。然而，有一种叫作幽门螺杆菌的细菌，具有极强的抗酸能力。幽门螺杆菌寄生在胃黏膜组织中，67% ~ 80% 的胃溃疡和 95% 的十二指肠溃疡是由幽门螺杆菌引起的。2017 年 10 月 27 日，世界卫生组织把幽门螺杆菌（感染）列为 1 类致癌物。就是这样一种可怕的细菌，在全人类中的感染率几乎达到 50%，有些国家甚至超过 90%。也就是说，按照比例来算，两人一桌吃饭，其中就可能有一个感染者。这毫无疑问是一种可怕的传染病。

另一个例子是大家都熟悉的水痘，它其实是由一种水痘–带状疱疹病毒引起的。水痘是具有高度传染性的儿童常见疾病，好发于 2 ~ 6 岁，传染源是水痘患者，患者急性期水痘内容物及呼吸道分泌物内均含有病毒。水痘治愈之后，患者可获得终身免疫，再也不会得水痘了，而且也没有传染性了。

但是，可别以为身体里的病毒被全部杀死了，它们只是悄悄地潜伏在脊髓后根神经节或脑神经的感觉神经节中。成年后，当细胞免疫低下时，潜伏的病毒会被激活，沿感觉神经轴突到达皮肤细胞，在细胞内增殖引起疱疹。因疱疹沿感觉神经支配的皮肤分布，串联成带状，所以称为带状疱疹。这个疾病的特点就是会产生剧烈疼痛，让人痛不欲生。所以，小时候得过水痘的人，成年之后大都还会受到带状疱疹的侵袭。

除了水痘－带状疱疹病毒之外，人体内还潜伏了许许多多病毒。平常你并不能感受到它们的存在，但是它们随时准备给你带来麻烦。

纵观人类历史，也是一样。导致传染病的细菌和病毒潜伏在某些地区、某些人和动物的身上。任何人口流动或动物迁徙，都可能会成为病毒传播的导火索。虽然我们看不见，但是这些细菌和病毒，早已悄悄地给人类文明定下了基调和框架。

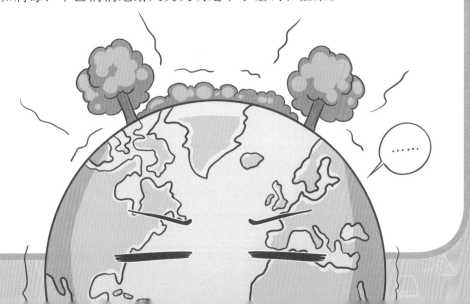

目录

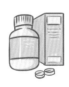

食品　　　　药品　　　　健康教育　　　免疫接种　　　卫生宣传

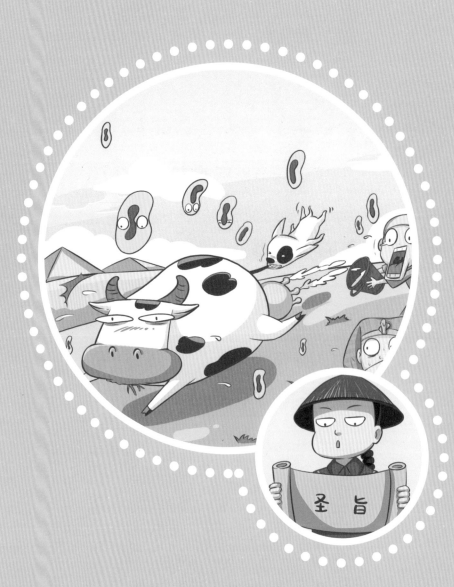

一

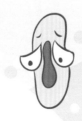

至今唯一被人类
消灭的传染病
——天花

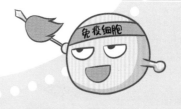

1 从埃及法老到清朝皇帝

天花是最古老也是死亡率最高的传染病之一。考古学家曾在古埃及法老拉美西斯五世的木乃伊身上发现天花感染的脓包痕迹，这是目前人类感染天花病毒最早的纪录。据推测，天花刚开始只是家畜身上一种相对无害的痘病毒。随着人类进入农业社会，人们开始驯养动物，并和动物生活在一起，为天花病毒侵入人体提供了条件。此后，天花在世界上多次流行，改变了许多国家的历史。在《细菌、枪炮与钢铁》（美国生理学家贾雷德·戴蒙德所著）这本书中专门提到，15世纪末，西班牙人踏上美洲大陆时，那里居住着2000万～3000万原住民，约100年后，原住民人口只剩下不到100万人。殖民者征服美洲大陆的方式不是凭借枪炮，而是带来了天花。

据统计，哥伦布登陆美洲后的100多年内，95%的印第安人口死于欧洲的传染病。

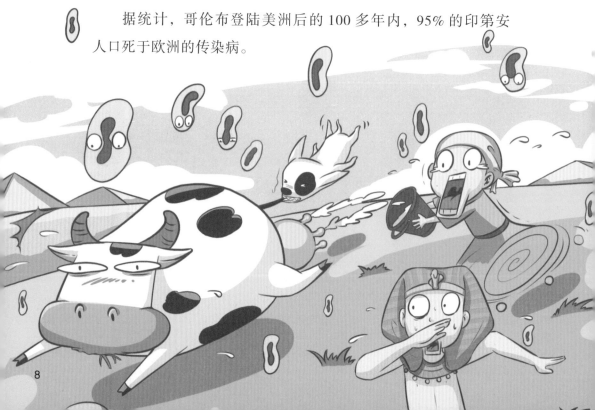

"朕幼年时未经出痘，令保姆护视于紫禁城外，父母膝下，未得一日承欢，此朕六十年来抱歉之处。"

说这段话的是康熙皇帝。他刚出生时，正值天花大流行，不得不由乳母抱出紫禁城"避痘"，长期得不到父母之爱，到了60岁还觉得这是人生一大遗憾。

即便如此，康熙在两岁那年，还是患上了天花。在乳母的照料下，他幸免于难，脸上却留下了与天花抗争的痕迹。躲过天花疫情之后，幼年康熙才搬回了紫禁城。

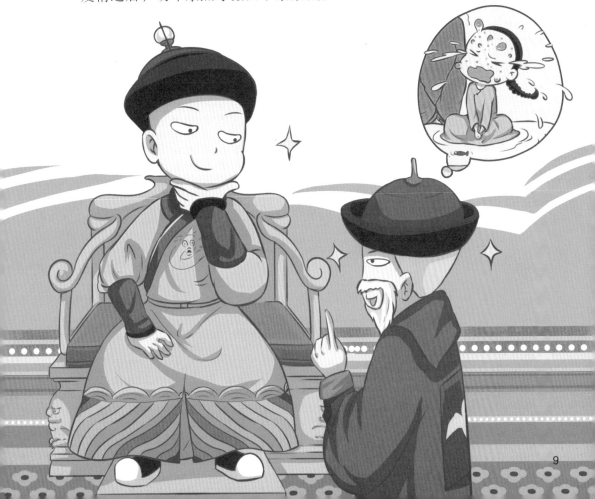

明清时期，天花肆虐，曾造成大量人口死亡。据记载，顺治皇帝、同治皇帝都死于天花。对于入关之初的满族人来说，天花几乎就是绝症，一旦感染，只能听天由命。

　　康熙皇帝之所以能继承皇位，有一种很简单的说法。

　　康熙皇帝的父亲顺治皇帝一共有 8 个儿子，康熙皇帝不是长子，也不是嫡子。在选择继承者的时候，顺治皇帝咨询了当时的欧洲传教士汤若望。汤若望给出的建议很简单：玄烨（康熙皇帝的名字）在两岁得过天花，今后不会再受到天花威胁。

　　天花感染者最典型的症状是皮肤成批依次出现"麻斑"，绝对让人过目不忘。即便是痊愈后，康熙皇帝的脸上还是有这样的"麻斑"。

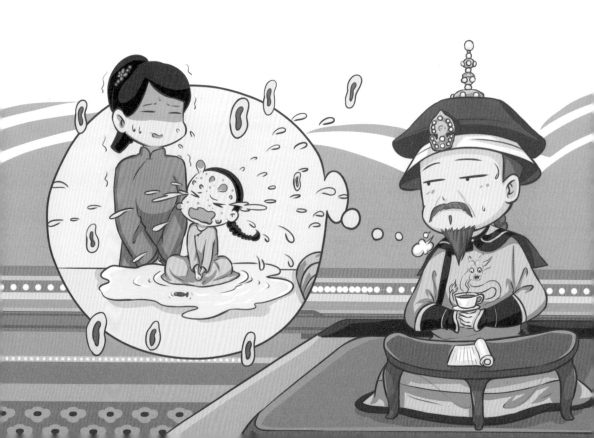

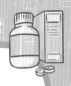

天 花

　　一般通过与患者的皮肤或体液直接接触传播，但是在封闭环境中也会通过空气传播。通常发病3～5天后，病人的额部、面颊、臂、腕、躯干和下肢会出现皮疹。开始为红色斑疹，后变为丘疹，2～3天后丘疹变为疱疹，之后疱疹转为脓疱疹。脓疱疹形成后的2～3天，会逐渐干缩结成厚痂。约1个月后痂皮开始脱落，遗留下瘢痕，俗称"麻斑"。严重的患者会患上败血症、骨髓炎、脑炎、脑膜炎、肺炎等并发症，最终导致死亡。

天花病毒

额部

面颊

臂

腕

躯干

下肢

2 中国的"人痘接种法"

据记载，我国明朝时期就在民间通过"人痘接种法"来预防天花。所谓人痘接种法，就是通过主动感染病毒，让未感染者产生抗体。

因为正如前文所说，感染过天花的人就不会再感染。

虽然当时并不知道病毒和免疫学的知识，但聪明的中国人最早发现了这一现象之后就开始做出一些尝试。

最早的方法是让未感染者穿上感染者穿过的衣服，效果当然不好。

此后又发明了"旱苗法"和"水苗法"。"旱苗法"就是将感染者的结痂组织研成粉末，吹到接种者鼻腔里；"水苗法"就是将结痂组织溶在水中，用棉片蘸取后塞入接种者鼻腔内，12个小时后取出。这两种方法都是通过鼻黏膜吸收痘苗进入人体（当时还没有"注射"这种方式。直到1853年，才由法国医生查尔斯·普拉瓦兹和英国医生亚历山大·伍德共同发明了活塞式皮下注射器），这就是减毒活疫苗的雏形。

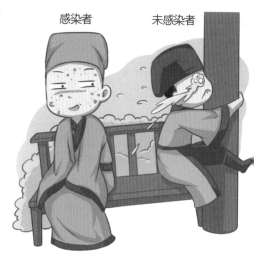

感染者　　　未感染者

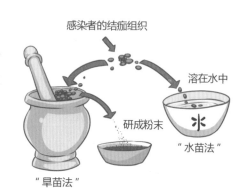

感染者的结痂组织

溶在水中

研成粉末

"水苗法"

"旱苗法"

康熙皇帝深知天花的可怕，更是以下圣旨的方式强制推广接种人痘。但是这种方式存在两个问题：第一，对剂量和给药方法的控制很难做到精确，接种者不一定能患上天花；第二，减轻了毒性不代表没有毒性，据统计，当时每100个接种者至少有2～3人死于天花。

虽然现在看来这个死亡率并不低，但当时的人们认为，普通家庭养活一个孩子已很不容易，如果长大了因为患天花而死亡，不如在小的时候就经历这一场"生命的赌博"。

此后许多国外传教士学习了中国的人痘接种法。据传，在17世纪的美国波士顿天花大流行中，接种过人痘的，死亡率只有2%；而没有接种的，死亡率超过15%。

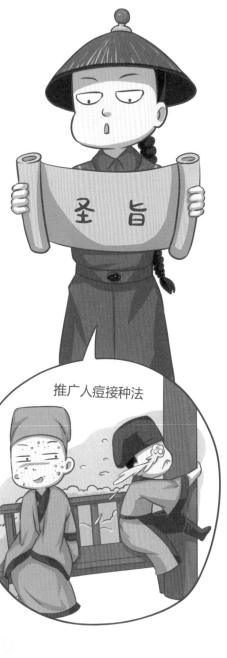

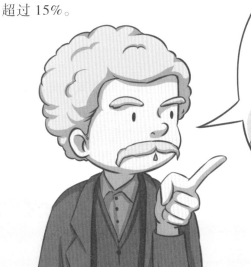

推广人痘接种法

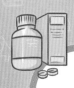

减毒活疫苗

　　减毒活疫苗是指病原体经过处理后，毒性减弱，但活性保持不变。病原体可以引发机体免疫反应，让我们机体的免疫细胞"记住"它，下次如果再遇到这种病原体，就可以立刻产生大量的免疫细胞，杀灭病原体。

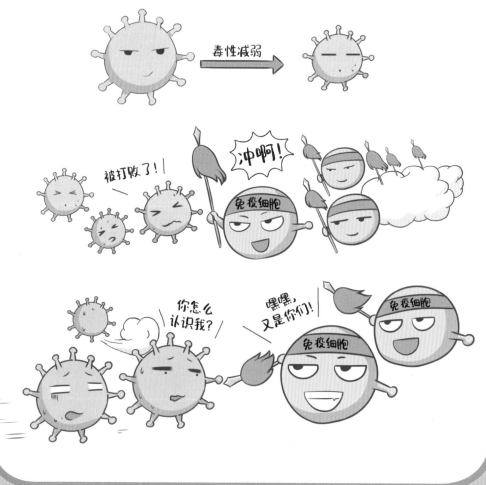

3 英国医生詹纳的牛痘

真正终结天花的人，是英国医生爱德华·詹纳。

他小时候也接种过人痘，据说当时非常痛苦，因为也算是得过一次"天花"。詹纳虽然成功保住了性命，但是留下了耳鸣的后遗症。

詹纳注意到了一个传言："挤奶女工不会得天花。"

他找到正患牛痘的挤奶女工，从她们身上取得样本，然后在一名男孩的手臂上切出切口，将样本植入。经过观察发现，这名男孩成功获得了天花的免疫力。

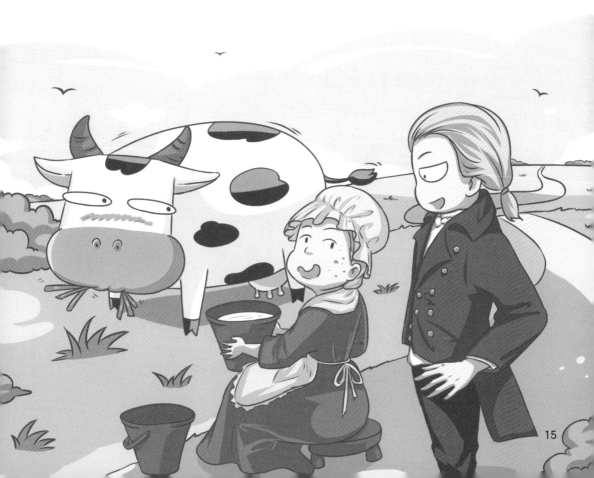

詹纳成功了！他研制出了世界上第一例牛痘疫苗，这个过程听起来容易，但是观察、研究，前后一共花了 20 年时间。

1798 年，詹纳的著作《牛痘的起因与后果——英格兰西部某些郡的调查》出版了。

詹纳在著作中告诉全世界：牛也会得天花，而且传染性很强。牛的乳房会出现溃烂，女工挤奶时极易被传染。但是，人得了牛天花之后，症状非常轻微，只有个别人会出现发烧症状。

神奇的是，牛天花和人天花有着相同的抗原。感染了牛天花之后，人体产生的免疫力，也可以对抗人天花。

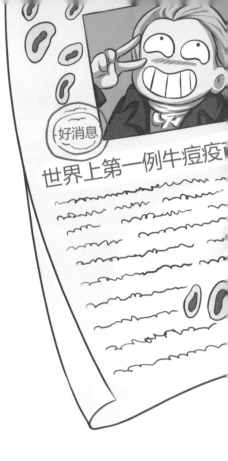

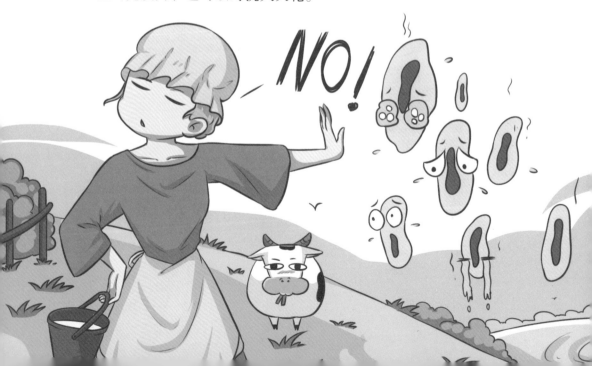

这简直就是天赐的解药！很快，牛痘在全世界推广起来。清朝政府的反应却有些滞后。1875 年，同治皇帝居然还是因为天花去世。

　　新中国成立之后，周恩来总理签发《关于发动秋季种痘运动的指示》，中国人才真正重视起来，牛痘从此成为孩子出生后必须注射的疫苗。

　　牛痘的注射位置是上臂的三角肌，看看你父母或者爷爷奶奶的手臂，他们的手臂上是不是有接种牛痘的痕迹？

　　正是有了天然的疫苗和足够的重视，1961 年，天花在中国绝迹。1980 年，世界卫生组织宣布天花在全世界范围内被根除。这也是首个被彻底消灭的人类传染病。

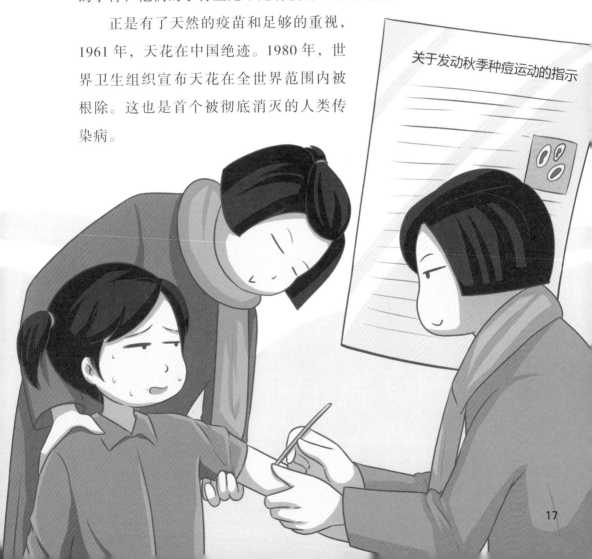

4 人类为什么能消灭天花

其实历史上宣布被消灭的疾病只有天花这一种。对于很多病原体，人类付出了几十年的努力，却依旧无法根除。人们曾希望能在 21 世纪到来时，彻底消除脊髓灰质炎（俗称小儿麻痹症）病毒。但直到现在，目标仍未达成。而天花能被消灭，是因为具备以下几个条件：

1. 天花只能感染人，不能感染动物

我们只要能把所有患者都治好就可以宣布消除。而其他传染病，如鼠疫，我们不能保证把所有老鼠都治好，所以鼠疫没办法消灭。

2. 天花有明显且严重的症状

天花病毒感染人体后会产生十分明显的症状——全身的红疹和麻斑，明显区别于其他感染，一眼就能辨出。而有的传染病，

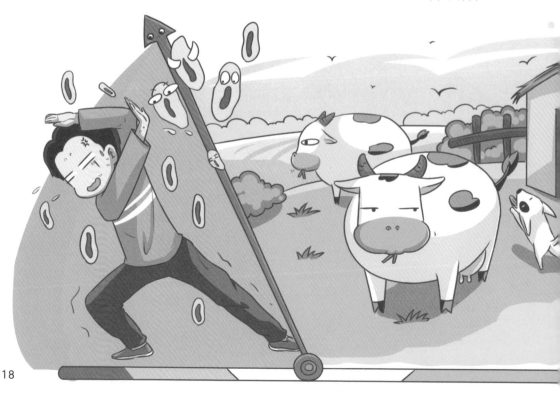

如艾滋病，有长达数年的潜伏期，不发病，人们也就不会去筛查。或者如疱疹病毒，只是偶尔嘴上起个小泡，没有严重的影响，人们就会忽视它的存在。

天花的症状却是使人不得不治。

3. 天赐的好疫苗

准确地说，牛痘不是詹纳医生发明的，而是他发现的。

假设世界上不存在牛天花，没有这种既能无症状感染人，又能使人产生对人天花的免疫力的病毒，人类想要靠自己的力量研发疫苗，以现在的科技水平，可否研发出来都未可知。

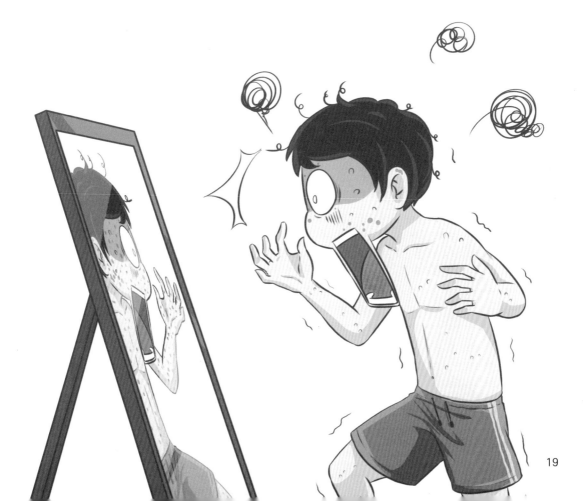

4. 在发现到灭绝的过程中，天花病毒没有明显的变异

病毒最厉害的地方是会变异。虽然人类研发出了流感疫苗，但是流感病毒每隔一段时间都要变异重组一下，以一种新的形态卷土重来。

不发生变异，也许是天花在历史上夺取数亿人类生命之后，对人类的唯一一丝怜悯了吧。

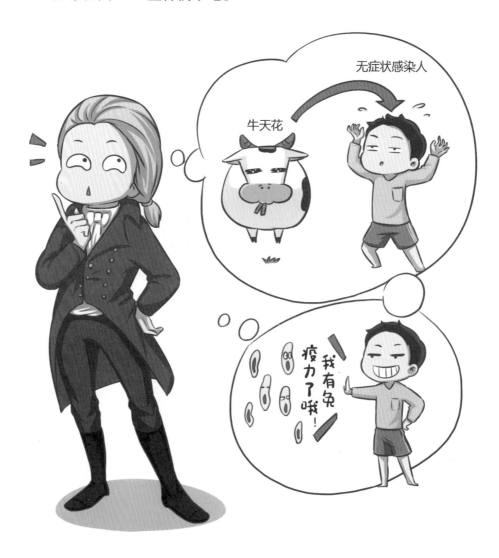

最后要告诉大家的是，目前天花病毒并没有从世界上完全销声匿迹。在俄罗斯的莫斯科和美国的亚特兰大的两家实验室里尚保存着少量的天花病毒毒株。不过，包括中国在内的许多国家仍储备着天花疫苗，以备不时之需。

　　因此，这种恐怖的传染病像伏地魔一样，虽然被消灭了，但依然有死灰复燃的可能。

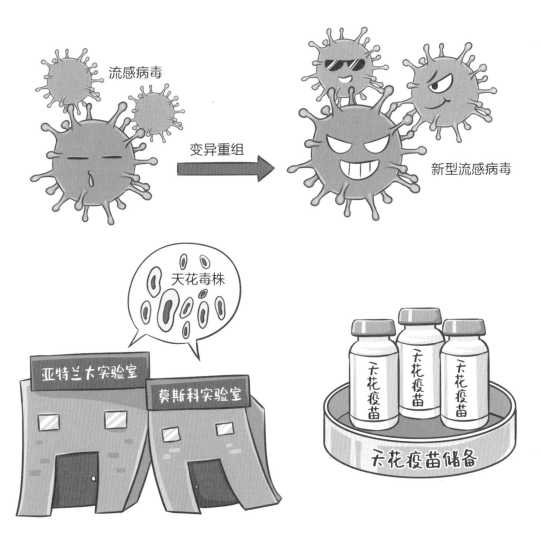

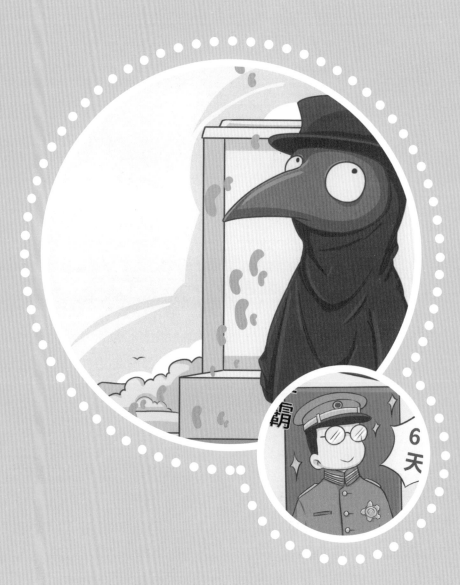

二

改变历史的黑死病
——鼠 疫

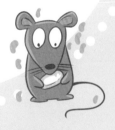

1 文艺复兴的助推剂

公元 541 年，拜占庭帝国（也称东罗马帝国）盛极一时。拜占庭皇帝查士丁尼击败了东边的波斯人，打败了西边的东哥特人，成为了地中海地区的霸主。拜占庭帝国的都城君士坦丁堡（今土耳其首都伊斯坦布尔），成了当时无可争议的欧洲中心，也是那时最繁华的世界贸易集散地。

谁也想不到，也是在那一年，来自埃及的商船带来了粮食，也带来了一种神秘的疾病。携带鼠疫的老鼠跟随贸易的粮食进入了这座城市的每个角落，更可怕的是，当时人们还不知道带来疫情的是老鼠。

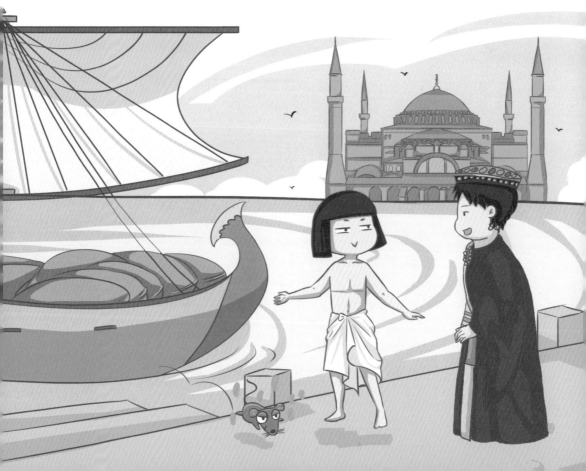

最先发病的是船上的水手。随后，君士坦丁堡城中每天都有上万人死亡，大量农田荒废，人们流离失所。拜占庭帝国在这场大瘟疫中大伤元气，被周围的国家吞噬瓜分，逐渐走向了衰亡。

第一次鼠疫大暴发，间接地摧毁了一个帝国。鼠疫疫情曾在欧洲各地此起彼伏，绵延千年，累计感染者约达1亿人。

14世纪～17世纪，鼠疫再次大流行。

关于这场瘟疫的起源还有一个传说：蒙古军队进攻威尼斯共和国，围攻其在黑海的贸易据点法卡，但是始终无法突破，于是气急败坏的蒙古人用投石机把鼠疫患者的尸体投入法卡城。但是更可信的说法是，瘟疫随着商业贸易四处传播。很快，整个意大利都沦陷于灾难之中，没过多久，瘟疫便扩散到了法国、西班牙和英国。

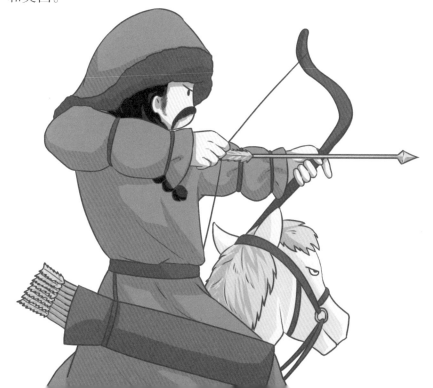

意大利文艺复兴运动的先驱乔万尼·薄伽丘[*]于1348年～1353年写成的《十日谈》，就是以这次大瘟疫为背景。他在引言里谈到了佛罗伦萨严重的疫情："鼻血是死亡的前兆；男人和女人先是在大腿内侧和腋下生出无名的肿块，有的像苹果或鸡蛋一样大……肿块从这两处蔓延到全身；然后出现黑色斑点，尤其是手臂和大腿上，密密麻麻；几乎所有出现症状的人三日内必死，侥幸活着的人聚集到安全的房子里，把自己关起来，小心翼翼地苟活。"

*乔万尼·薄伽丘（1313~1375），意大利人文主义作家、诗人。

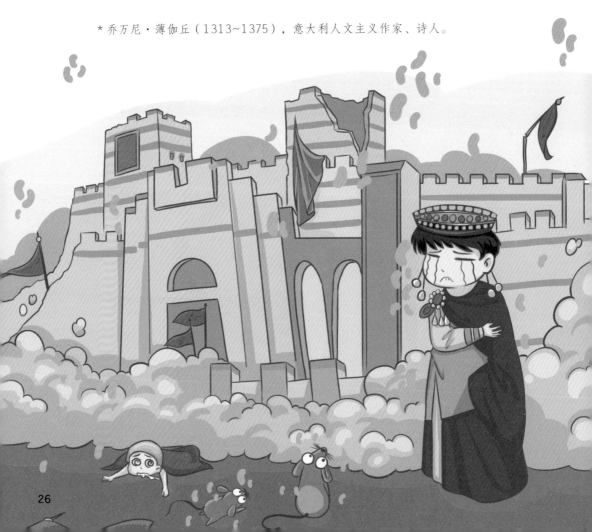

在这一次鼠疫大流行过程中，人们将这个疾病命名为——黑死病（Black Death）。因为患者身体上会出现大块伴有疼痛的黑色肿瘤，并且会渗出血液和脓液。同时，患者会高烧不退且神志不清，无数人在感染后的48小时内死亡。

在愚昧的时代，有人说发生瘟疫是由于人类的堕落引来了神明的惩罚，因此许多人用镶有铁刺的鞭子彼此鞭打，以示向上帝赎罪……显然无济于事。

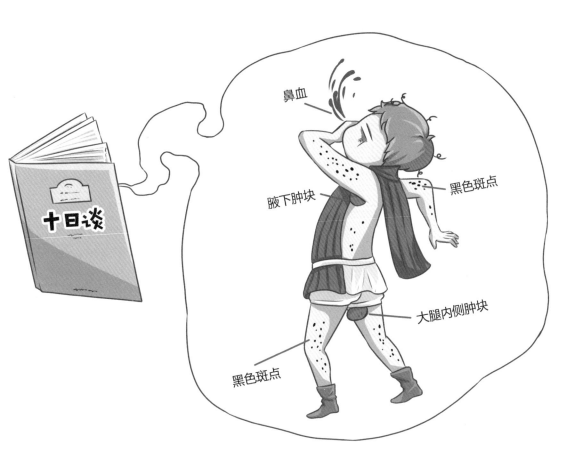

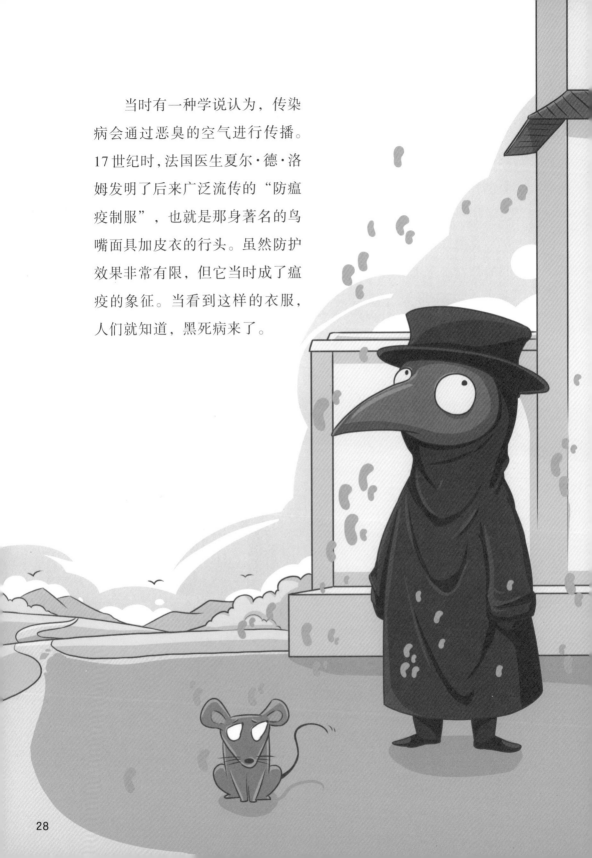

当时有一种学说认为，传染病会通过恶臭的空气进行传播。17世纪时，法国医生夏尔·德·洛姆发明了后来广泛流传的"防瘟疫制服"，也就是那身著名的鸟嘴面具加皮衣的行头。虽然防护效果非常有限，但它当时成了瘟疫的象征。当看到这样的衣服，人们就知道，黑死病来了。

第二次鼠疫大暴发，彻底地改变了欧洲的社会结构。

当时的统治阶层是教会，人们笃信的教会在瘟疫面前不仅毫无办法，而且腐朽无能。教会统治在欧洲开始动摇，为文艺复兴运动奠定了思想基础。

欧洲此时已经出现了近代科学的萌芽，也出现了消毒和火葬这样的科学尝试。瘟疫让科学观念传播开来，一场近代科技革命蓄势待发。

瘟疫和死亡，同时引发了经济结构的调整和社会各阶层的流动；劳动力短缺让机械工业快速发展；人口流动推动了商品经济的繁荣，也进一步推动了海外奴隶贸易和殖民。

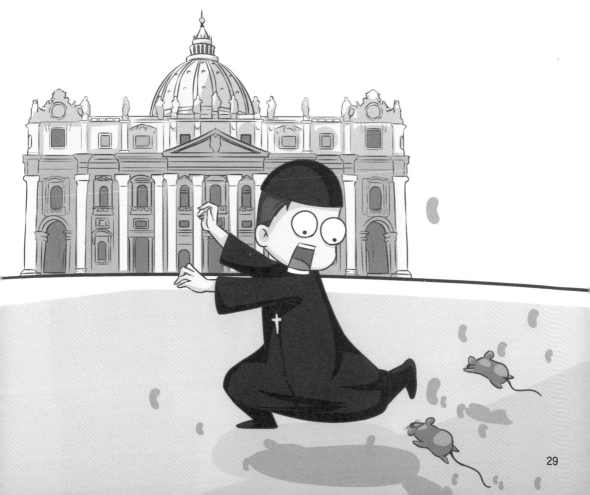

2 鼠疫耶尔森菌的发现

关于第三次鼠疫流行的暴发起源地，说法不一，但大部分人认为，疫情于 1855 年开始于中国云南，继而在广东和香港暴发，波及全世界。

1894 年，著名的瑞士科学家亚历山大·耶尔森（1863～1943）来到香港，调查鼠疫的来源。这位科学家是大名鼎鼎的微生物学家巴斯德的学生。他在患者尸体上发现了一种杆状细菌，并且把这种细菌命名为"巴斯德鼠疫菌"，以表示对巴斯德的敬意。但 1970 年后，微生物学界为了表彰耶尔森在鼠疫研究上的贡献，将这种细菌更名为"鼠疫耶尔森菌"，俗称鼠疫杆菌。

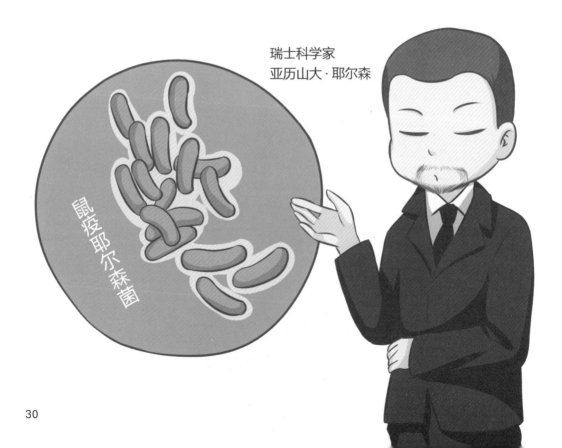

瑞士科学家
亚历山大·耶尔森

鼠疫耶尔森菌

耶尔森通过实验证明，这种细菌不但可以在老鼠身上传播，而且可以通过老鼠感染人。细菌先在人体进行小规模繁殖，导致身上出现黑色斑块，然后通过人体的淋巴系统进入淋巴结，集中繁殖，一旦进入血液就会引发全身感染，直接导致很多患者最终会死亡。后来人们又发现，这种细菌非常耐寒，不仅可以在 −30℃ 存活，甚至在冷冻 4 ～ 5 年的患者身体中居然还可以检测到活细菌。

第三次鼠疫流行持续的时间更长，波及了全世界。但是，这次死亡率明显下降了。因为人类对于传染病的认知明显提高了，知道了这种传染病的主要来源是老鼠。因此，控制传染病的方法就是——灭鼠！

人们还发现，跳蚤和虱子也是传播鼠疫的重要中间宿主。它们从老鼠身上获取细菌，并且感染人类。在中世纪，卫生条件差，几乎每个人身上都有虱子，每家每户都有跳蚤。而 20 世纪以来，随着人类卫生条件大为改善，也一定程度上切断了鼠疫的传播途径。

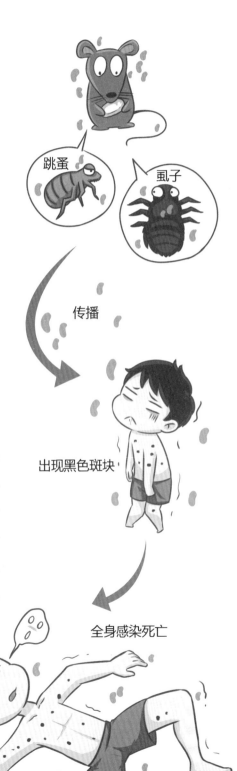

跳蚤

虱子

传播

出现黑色斑块

全身感染死亡

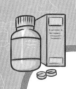

细 菌

细菌的个头非常小，目前已知最小的细菌只有0.2微米，因此大多只能在显微镜下被发现。细菌的结构分为基本结构和特殊结构。基本结构是各种细菌都具有的结构，包括细菌的细胞壁、细胞膜、细胞质与拟核。某些细菌所特有的结构称为特殊结构，包括细菌的荚膜、鞭毛、菌毛、芽胞。这些组织让细菌能够长期存活，并且感染人类。

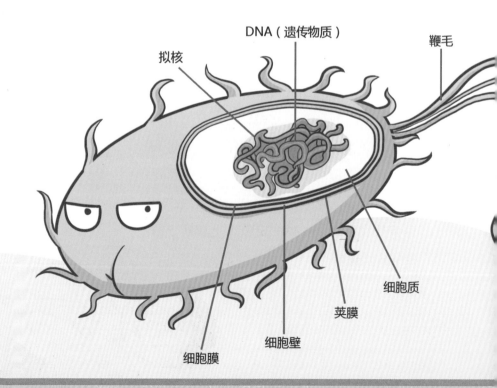

拟核　　DNA（遗传物质）　　鞭毛　　细胞质　　荚膜　　细胞壁　　细胞膜

细菌和病毒的区别

细菌和病毒均属于微生物。在一定的环境条件下，细菌和病毒都可以在人体中增殖，并可能导致疾病发生。细菌较大，用普通光学显微镜就可看到；病毒则比较小，一般要用放大倍数超过万倍的电子显微镜才能发现。

病毒与细菌的不同之处是：病毒没有细胞结构，可以说是最低等的生物；病毒没有自己的生长代谢系统，它靠寄生在宿主（如人）细胞中，依赖宿主细胞的代谢系统生存。其实病毒算不算是一种生物，都有待探讨。

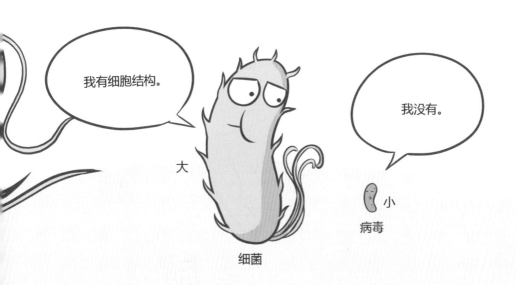

我有细胞结构。

大

细菌

我没有。

小

病毒

3 国士无双伍连德和肺鼠疫

在中国的抗疫史上，有一个人值得我们永远铭记，那就是——伍连德。

用现在的话说，伍连德就是一个学霸，他24岁已获剑桥大学5个学位（医学学士、文学学士、外科学硕士、文学硕士、医学博士）。

1910年12月，清政府急召伍连德进京，他被告知东北暴发鼠疫已有两个多月，各种防疫尝试均告无效，东三省疫情愈演愈烈，北京的情况也危如累卵。这次疫情和此前有些不同，都说鼠疫来自老鼠，可是哈尔滨的冬天零下几十摄氏度，老鼠怎么可能如此大规模活动，并且传播疾病呢？

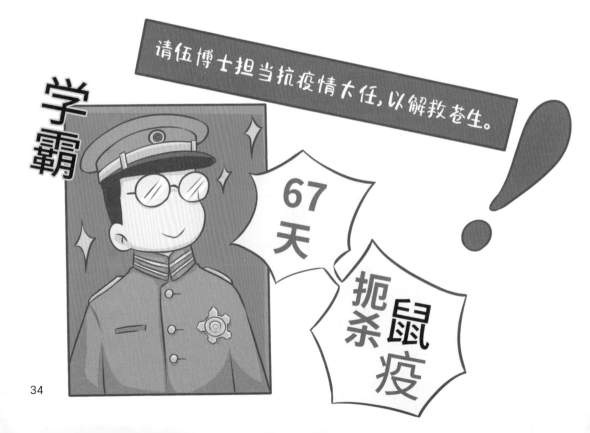

请伍博士担当抗疫情大任，以解救苍生。

学霸

67天

扼杀鼠疫

为抗击疫情，伍连德着手做了三件大事：

1. 找到疫情源头为土拨鼠

他仔细调查了疫情最严重的黑龙江傅家甸地区，发现发生在这一区域的鼠疫疫源，来自满洲里的一个俄国人和当地人捉土拨鼠的窝棚。俄国人钟爱用紫貂皮毛制作的各类服饰御寒，但是紫貂的价格昂贵，精明的商人便用土拨鼠来冒充紫貂，就是这些土拨鼠成了此次传播疫情的源头。

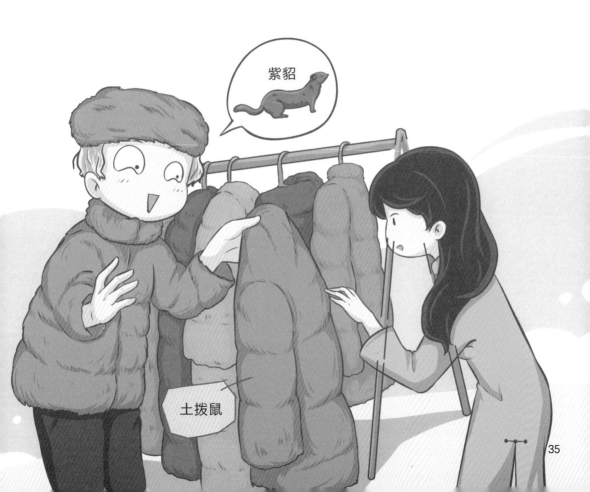

2. 定义新型"肺鼠疫"

此前的鼠疫感染，患者都表现为全身淋巴结肿大，全身流脓；这次的鼠疫感染者症状大多是突然发烧、严重咳嗽和咯血。

伍连德在哈尔滨四处捕捉老鼠，都没有发现鼠疫耶尔森菌。这次的疫情到底是不是鼠疫呢？

怎么办？只有解剖患者的尸体才行！

虽然当时清政府禁止尸体解剖，但是伍连德不为所动。他承担着极大的政治风险和道德风险，坚持解剖患者尸体进行研究。他很快在患者尸体的器官上，尤其是心、肺和血液中发现了大量的鼠疫耶尔森菌。同时在土拨鼠体内，也发现了大量鼠疫耶尔森菌。

伍连德由此断定，这次的鼠疫和此前三次大暴发完全不同，这次的症状主要是咳嗽和

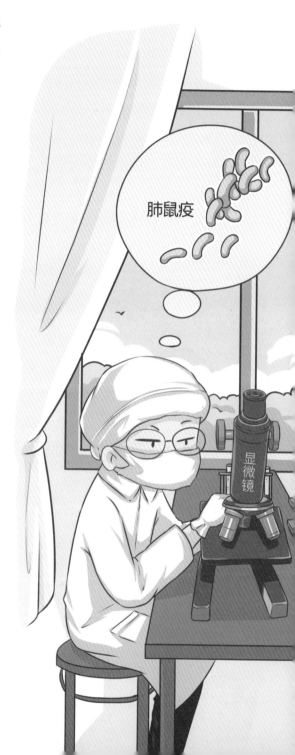

肺鼠疫

咯血，这是一种通过呼吸系统传染的，可以人传人的新型鼠疫。伍连德将其命名为"肺鼠疫"，与之前的"腺鼠疫"相区别。并且特别强调这次疫情最大的不同点是：可以人传人！正因如此，稍有懈怠，国家可能面临随时崩溃的险境！

3. 全面防控和"伍氏口罩"

伍连德将傅家甸划分为四个区域，实行隔离监控，训练医务人员取代警察进行疫情监测。

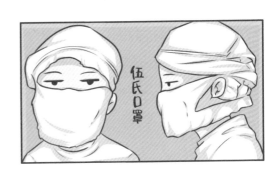

当时，傅家甸的中国人，已经有超过 1/4 死于鼠疫，2000 多具疫尸曝于荒野。

1911 年 1 月 31 日，伍连德命令防疫人员将这 2000 多具尸体堆积成山，让文武官员全数到场，倒上煤油，开始了中国历史上的首次集体火化。

这种集中处理传染源的方式，让人们认识到疫情前所未有的严酷。此后，全城死亡人数开始急速下降，感染者也越来越少。

伍连德还设计了一种简易口罩。这种口罩用棉纱做成，简单易戴，价格低廉。他调动了大量人力物力，确保口罩源源不断地供应给市民。这种口罩，被后世称作"伍氏口罩"。

1911 年 3 月 1 日，24 小时内，哈尔滨无一例死亡，无一例感染——这就是我们常说的"拐点"到来了！

而这一天，距离伍连德抵达哈尔滨仅仅 67 天。

4 伍连德和中国医学的发展

　　1911 年 4 月，伍连德邀请了来自 11 个国家的医学专家，在沈阳召开了"万国鼠疫大会"。

　　这是中国历史上首次召开国际学术会议。年仅 32 岁的伍连德被推举为大会主席。会议总结了 1910 年中国医学家成功控制东北鼠疫暴发和治理的经验。在伍连德的主持下，各国专家共同完成了 500 页的《1911 年国际鼠疫研究会会议报告书》。这份报告在世界医学史上和中国医学史上都占有重要的地位。

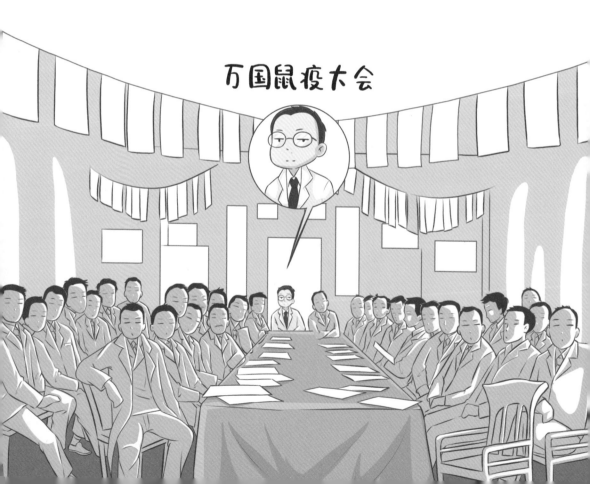

1913 年，他整理的相关文章发表在著名的医学杂志《柳叶刀》*上，成了首位在世界权威医学杂志上发表文章的华人。1926 年，他将自己的肺鼠疫研究资料整理出版，正式开创了"肺鼠疫"学说，这一成就被誉为"鼠疫防治理论的里程碑"。

*1823 年由英国人汤姆·魏克莱创刊，"柳叶刀"是外科手术刀的别称。

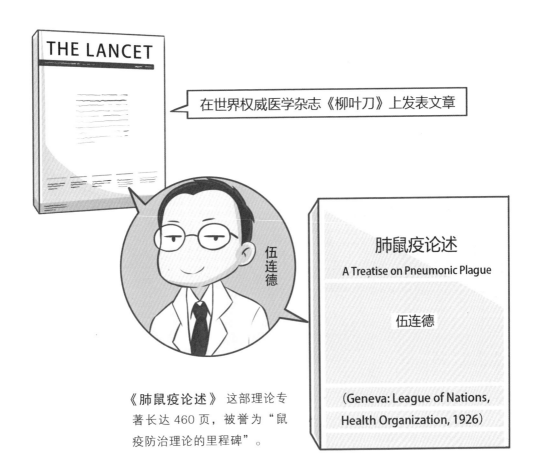

在世界权威医学杂志《柳叶刀》上发表文章

肺鼠疫论述
A Treatise on Pneumonic Plague

伍连德

(Geneva: League of Nations, Health Organization, 1926)

《肺鼠疫论述》 这部理论专著长达 460 页，被誉为"鼠疫防治理论的里程碑"。

此后，他继续奋战在中国传染病预防工作的一线，先后两次防治了哈尔滨霍乱的大流行，1932 年有效地控制了在上海暴发的大规模霍乱疫情。此外，他在国家检验检疫、禁毒等工作上都取得了卓越成就。

当时，中国的现代医学发展极不正规，缺乏系统理论的指导。

伍连德在报纸上发出倡议，成立中国最权威的医学组织"中华医学会"，让全国的医生有一个自己的组织，使大家的工作经验可以及时分享。

1915 年 2 月，来自全国各地的 31 名医生在上海参加了中华医学会成立大会。11 月，双语学术期刊《中华医学杂志》创刊。1916 年 2 月，在上海召开的第一届会员代表大会上，伍连德被选为会长，并通过医学会章程决定每两年召开一次会员代表大会，随即开展学术活动和相关组织工作。

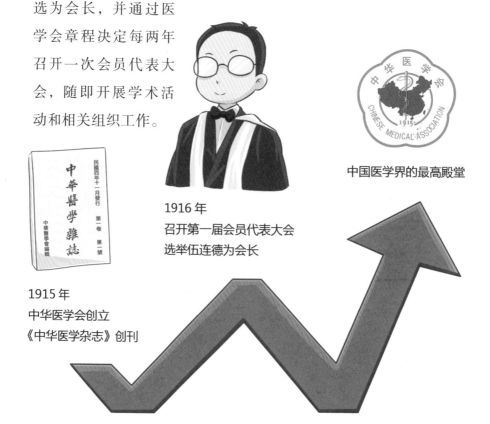

1915 年
中华医学会创立
《中华医学杂志》创刊

1916 年
召开第一届会员代表大会
选举伍连德为会长

中国医学界的最高殿堂

如今，中华医学会已经拥有 67 万名会员 88 个专科分会 462 个专业学组，成了中国医学界的最高殿堂！它每年组织召开大量学术会议，促进了中国医学事业的蓬勃发展。全国所有的医生都把在中华医学会上分享彼此的医学经验作为至高的荣誉。

在抗击新型冠状病毒肺炎疫情的战斗中，中国医学界的迅速反应，全国医师的火速驰援，先进技术的快速分享和运用，在一定程度上不得不归功于这样一个伟大的医学组织。

在这场抗击新型冠状病毒肺炎的战斗中，全国人民佩戴口罩，严格管控人员流动，及时隔离感染者，这些举措是不是都有伍连德医生当年抗疫的影子呢？

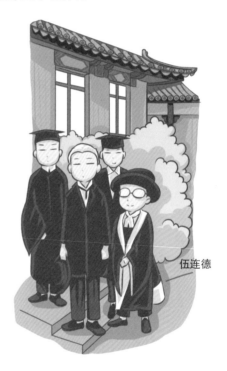

伍连德

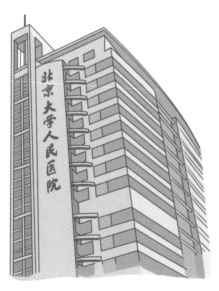

由伍连德创办并担任首任院长的北京中央医院，即今北京大学人民医院。

伍连德作为中方代表，陪同并说服洛克菲勒基金会考察人员，创立了北京协和医学院和北京协和医院。

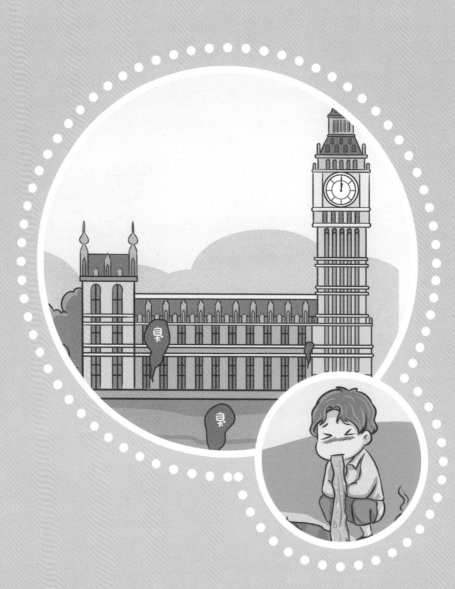

三

不讲卫生的疾病
——霍乱

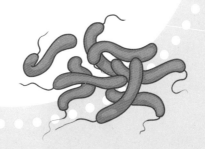

1 霍乱是什么

"霍乱暴发时，不计其数的尸体被草草埋进了万人坑，土地像是吸满了血的海绵，一脚踩上去，血水便会渗出来。"诺贝尔文学奖获得者加西亚·马尔克斯在《霍乱时期的爱情》中描述道。男主人公在踏上故乡的土地、闻到市场里的臭气、看到污水沟里的老鼠和在街上水坑里打滚的一丝不挂的孩子时，不禁明白，大瘟疫就要到来了……

霍乱是因摄入的食物或水受到霍乱弧菌污染而引发的一种急性腹泻性传染病。霍乱弧菌存在于水中，最常见的感染原因是饮用被患者粪便污染过的水。

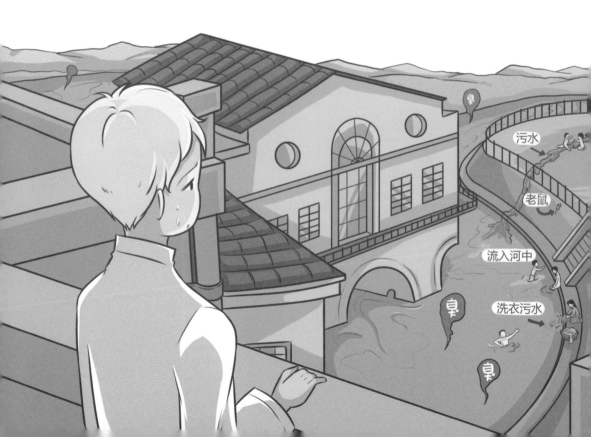

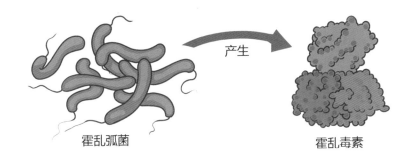

产生

霍乱弧菌　　　　　霍乱毒素

霍乱弧菌能产生霍乱毒素，造成分泌性腹泻和呕吐。霍乱引起的腹泻和一般的拉肚子不一样，霍乱病人即使不再进食也会不断腹泻。腹泻的量一般为每天 2000 毫升～ 4000 毫升，严重者 8000 毫升以上。要知道，人体所有的血液加起来，只有 4000 毫升～ 5000 毫升。失去的水分携带着大量电解质和营养物质，可以在 1 ～ 2 天内让患者严重脱水，电解质紊乱，全身无力，休克昏迷。

霍乱的可怕之处就在于，霍乱弧菌会在患者粪便和呕吐物里大量繁殖，继续感染更多的人。

在公共卫生尚不发达的年代，大家通常喝着同一条河里的水，在同一个池塘洗衣服，把粪便垃圾倒在水沟，孩子在小溪里游泳嬉戏。一旦霍乱暴发，几乎无法预防。最后均以村庄人口灭绝或细菌传代后毒力减弱而告终，仅有个别免疫力较强的人能够幸存下来。

电解质紊乱

人体血浆中主要的阳离子是 Na（钠）、K（钾）、Ca（钙）、Mg（镁），对维持细胞外液的渗透压、体液的分布和转移起着决定性的作用。

而钾和钠又是我们最需要关注的电解质。排泄过多或排泄过少，摄入过多或摄入不足都可能出现电解质紊乱，均会导致一系列严重的临床症状。

比如血钾就是心肌代谢的重要电解质，血液里的钾离子过高或者过低，都可能导致心脏停搏，甚至是猝死。轻者也会引起腹胀、口渴、恶心、呕吐、肌肉软弱无力等症状，甚至导致情感淡漠、记忆力减退、抑郁、意识障碍、嗜睡、谵妄直至昏迷。

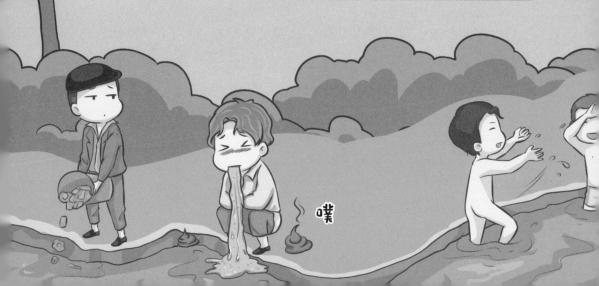

2 约翰·斯诺和流行病学

1831 年，伦敦发生第一次霍乱大暴发，不到 1 年的时间，伦敦已经死亡 3 万余人。英国政府束手无策，民间流传着"瘴气说"，宗教人士则认为这是来自神的惩罚。这时，伟大的医生约翰·斯诺登场了。

2020 年，我国防控新型冠状病毒时，疾控专家会仔细调查患者有没有去过武汉，有没有出门聚会。在近 200 年前，约翰·斯诺医生仔细调查了患者的发病区域。他发现，自有水井的感化院和啤酒厂，像被施了魔法一样几乎没人死亡。而死亡案例最密集的地方——伦敦城中的宽街 (Broadway)，那里的市民都共用一口水井。

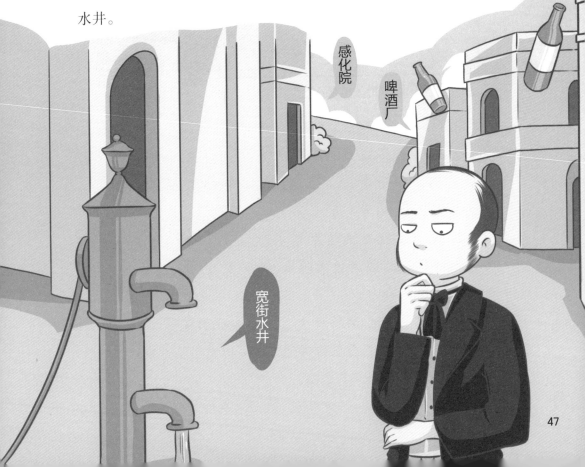

感化院

啤酒厂

宽街水井

于是他手绘了一张流传后世的"死亡地图"。地图显示，有较多患者死亡的区域围绕着伦敦城市中央的一口水井，这似乎说明问题就出在水源上。

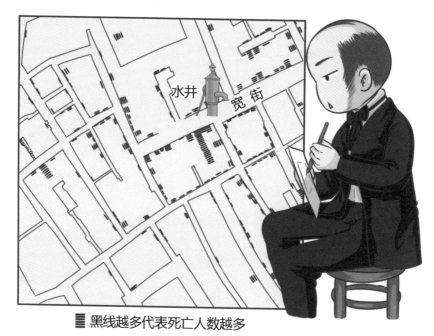

水井　宽街

黑线越多代表死亡人数越多

后来约翰·斯诺医生还发现一些重要征象：

1. 公共水井距离一个化粪池不到一米。当时有一名女婴被确诊患了霍乱，但她的父母把洗尿布的水直接倒进了该粪池。

2. 有一位妇女虽然早已不住在宽街了，但是每天都要派人从很远的地方过来打水，她和家人喝了这里的水后，都得了霍乱死去。

3. 自家拥有水井的居民，几乎没人死亡。

许多这样的"巧合"告诉他，这一传染病不是来源于空气中的"瘴气"，而是来自水源。

据此，约翰·斯诺发表了经典论文《论霍乱的传染方式》，他认为水里似乎有一种具有生命的东西。当时人们还没有认识到细菌的存在，只能从现象中推测。在约翰·斯诺的呼吁下，伦敦市政府及时关闭了这口水井，让人们从更远的地方取水。约翰·斯诺还向市民提出了许多建议，如：清洗衣物，勤洗手，将水烧开饮用。很快，伦敦市的霍乱得到了控制。

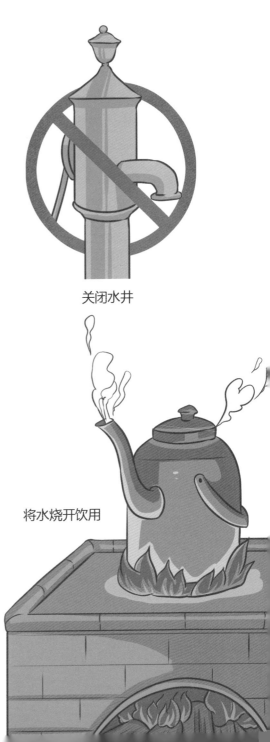

关闭水井

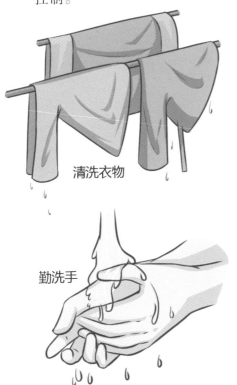

清洗衣物

勤洗手

将水烧开饮用

虽然约翰·斯诺没有发现导致霍乱的病原体，但他开创性地将统计学和地图描点应用于疫情调查，被医学界公认为现代公共卫生学的始祖。如今绘制地图已成为医学地理学及传染学中一项基本的研究方法。大家一定对 2020 年初的新型冠状病毒的发病地图非常熟悉，不仅有各个省份、城市的发病地图，甚至如果你所在的小区周围有患者，都能通过地图实时更新疫情。

此外，约翰·斯诺还推进了氯仿和乙醚麻醉剂的使用，促进了现代外科学的发展。

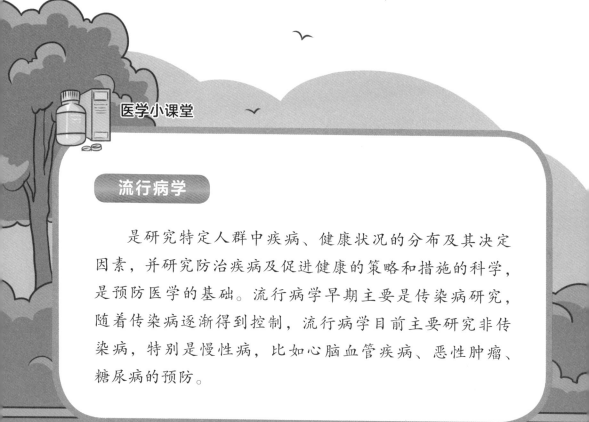

医学小课堂

流行病学

是研究特定人群中疾病、健康状况的分布及其决定因素，并研究防治疾病及促进健康的策略和措施的科学，是预防医学的基础。流行病学早期主要是传染病研究，随着传染病逐渐得到控制，流行病学目前主要研究非传染病，特别是慢性病，比如心脑血管疾病、恶性肿瘤、糖尿病的预防。

3 霍乱流行带来了什么

　　19 世纪时，伦敦虽然是世界上人口最多的城市之一，但是，公共卫生水平依然落后。当时，伦敦每家每户都会有一个安装在地窖下的化粪池，用来储存自家的粪便，粪便满了就清理出来，当肥料运走。这是最古老的城市粪便处理方案。所以，伦敦有一个职业叫"掏粪工"，但并不是每个家庭都请得起掏粪工，有的家庭只能偷偷将粪便倒入河里。

　　后来伦敦开始推行抽水马桶，方便了自认为高贵的英国绅士和淑女们如厕，但令下水道里的粪便更加难以处理，只能把排水管道接入泰晤士河。于是，整个伦敦城都沉浸在恶臭之中。

泰晤士河

臭

臭

污水

那时候，不仅仅是伦敦，全世界的大城市生活污水的处理大都是采用明渠，污水横流。糟糕的城市环境和反复暴发的霍乱疫情让人们意识到，必须想办法来解决了。

这时候，又一个改变时代的人——约瑟夫·巴瑟杰登场了。他被任命为伦敦城市规划总工程师。

巴瑟杰经过周密的设计，给出了伦敦城市地下排水系统的方案：纵横交错的下水道总长度达到 2000 千米，几乎把伦敦地下挖成了蜂窝。如此大胆的设计，在当时受到普遍质疑。但是在他的坚持下，虽然偶有挖坏管道、地基的事件，伦敦城地下排水系统终于在 1865 年正式投入使用。很快，伦敦的恶臭就消失了。不仅如此，在经过 1867 年伦敦大暴雨的洗礼之后，丝毫没有出现任何内涝的伦敦地下排水系统被 BBC（英国广播公司）称为七大工业奇迹之一，并为它专门拍摄了一部纪录片。约翰·斯诺医生当然是防治霍乱的英雄，但是，伦敦城的下水道是否也功不可没呢？

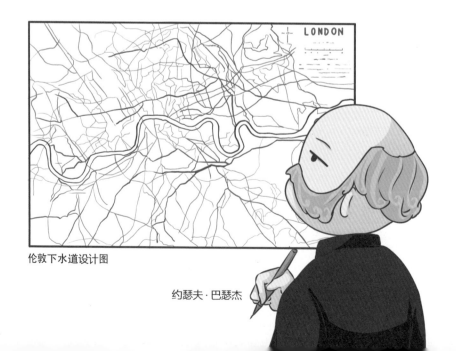

伦敦下水道设计图

约瑟夫·巴瑟杰

当然！

你关心过城市里的下水道吗？可能只有在暴雨后发生内涝，地铁站、地下通道被淹没时，下水道才会引发人们的关注。

下水道平时不显山露水，对一座城市而言却不可或缺。"下水道是一个城市的良心！"雨果小说里的这句话本来是用来形容巴黎的下水道是流亡者和弱势者的避难栖息地，但是用这句话的字面意思来形容公共卫生学里下水道的作用，再恰当不过了。我们如今能在一个安全的环境中学习和工作，其实应归功于有很多部门在对城市的正常运行进行默默无闻的保障。

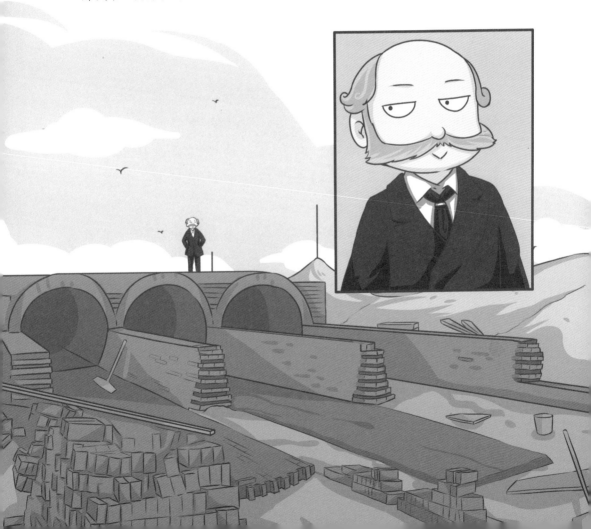

公共卫生

城市治理：保证水源安全、能源安全。

环境保护：控制废气和污水的排放。

劳动安全：保证接触有害物质的工人不受到危害。

食品安全：保证食物加工、生产的每一环节都安全可靠。

医疗卫生：保证一定的范围内有足够的药店、医院、防疫站；所有居民，特别是孩子都能定期进行身体检查。包括全社会人员的心理健康，都属于公共卫生范畴。

公共卫生是关系到一个国家或一个地区人民健康的公共事业。公共卫生具体包括：对重大疾病尤其是传染病的预防、监控和治疗；对食品、药品、公共环境卫生的监督管制，以及相关的卫生宣传、健康教育、免疫接种等。

负责以上这些工作的部门我们平时很少接触，甚至还有人觉得他们的工作就是故意"找麻烦"。但是，一旦出现疫情，也正是这些部门在保障广大公众的安全。由此可见，对于公共卫生事业的投入，在一定程度上体现出了一个国家对公民的"良心"。

食品　　　　药品　　　健康教育　　免疫接种　　卫生宣传

4 传染病是人类文明的试金石

除了《霍乱时期的爱情》，中国小说《白鹿原》中也描述了当时西安城里的大瘟疫：霍乱肆虐4个多月，报告病例60多万人，死亡14余万人。在疫情最为严重的关中各县，十室九空，很多村庄几乎没有人烟。

霍乱是小说家最常描写的烈性传染病之一。因为传染病的恐怖无情，让人们深深认识到爱情、亲情的宝贵。在传染病面前，没有旁观者，大家必须同仇敌忾。2020年初，新型冠状病毒肺炎疫情来袭，4万名医护人员火速驰援武汉，全国人民携手抗击疫情就是万众一心的体现。所以，传染病也可以说是令全人类紧密团结的试金石。

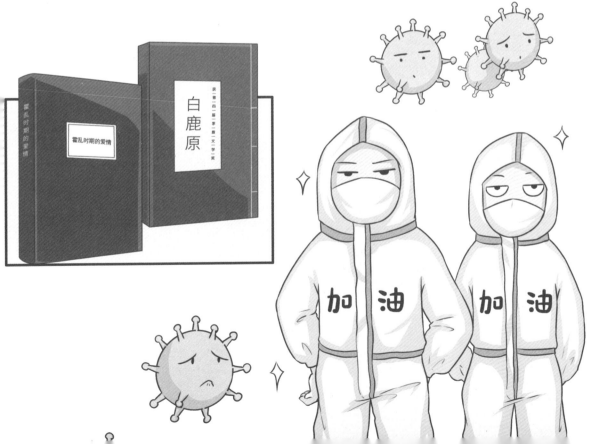

虽然传染病无可避免，但每次疫情来袭，都推动了人类文明的进步。

约翰·斯诺医生对伦敦霍乱流行进行的医学调查，开创了早期的流行病学工作；霍乱大流行，迫使人们注意水源、食品、环境等的公共卫生状况，促成了公共卫生学的建立，并从公共卫生的角度重新考虑城市规划。

新中国成立初期的爱国卫生运动——"除四害"（消灭老鼠、麻雀、苍蝇、蚊子，现在认为麻雀益处更大）、"两管"（管水、管粪）、"五改"（改良水井、厕所、畜圈、炉灶、环境），大大改善了我国的公共卫生状况，提高了中国人的健康水平。

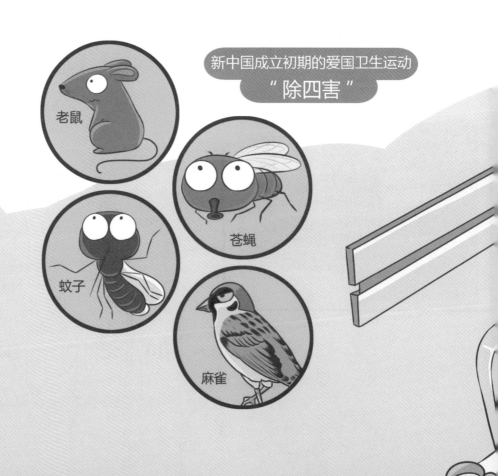

新中国成立初期的爱国卫生运动
"除四害"

老鼠

苍蝇

蚊子

麻雀

如今，霍乱的治疗对我们来说已非常容易。

这个疾病的主要症状是脱水，所以只需要给患者不断输入生理盐水，就可以抵消霍乱弧菌引发的腹泻脱水。仅仅这样一个举措就可以将霍乱曾经 50% 的死亡率降低到 1% 以下。再配合抗生素杀灭霍乱弧菌，就可以让症状持续时间大大缩短。虽然霍乱现在还时有流行，但由于人们对它研究得非常透彻，已经没有那么可怕了。

不过，在世界上的其他地方依然存在暴发霍乱疫情的风险，如印度某些城市的污水系统仍是明渠，印度人仍然保留着在恒河沐浴的习惯；非洲的某些地方依然没办法做到饮用水源与生活污水的分离。所以，我们仍要警惕霍乱疫情再次来袭。

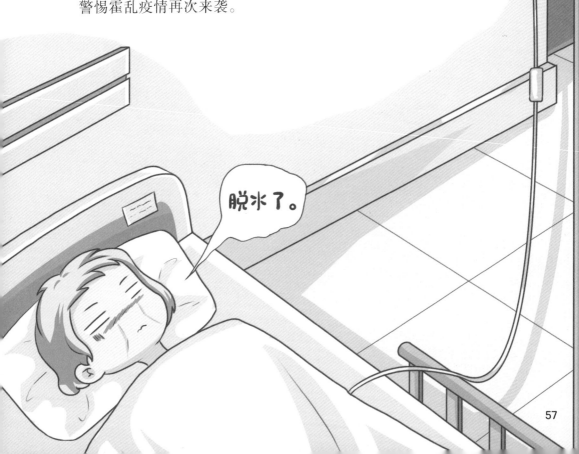

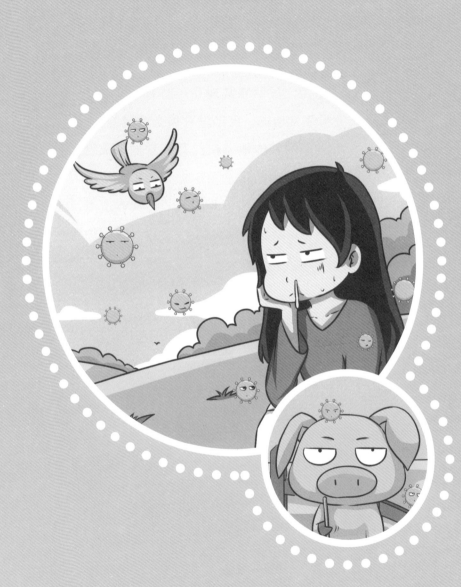

四

感染人数最多的疾病

——1918 年大流感

全世界什么疾病发病率最高？那一定是感冒，几乎没有人敢说自己没得过感冒！

如果问感染人数最多的传染病是哪一种，一定是流感！

流感可以说是一种升级版的感冒，它由流感病毒引起，而我们普通的感冒主要是由鼻病毒、咽病毒引起的。

疾病名称	症 状	病 因	程 度
普通感冒	鼻塞、流涕、打喷嚏，上呼吸道症状严重，全身症状较轻	鼻病毒、咽病毒	危险程度低
流感	发烧、肺炎、头痛、乏力，全身症状多，发病急	流感病毒	严重、可致死亡

流行性病毒的特点就是传染性强、传播速度快。

那么，流感到底有多可怕？

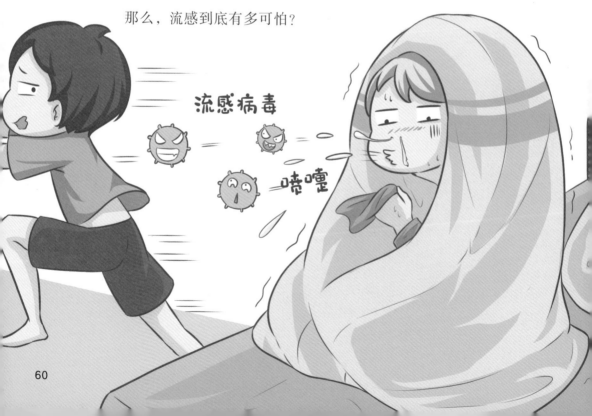

流感病毒

喷嚏

在 1918 年~1919 年，流感曾经造成全世界约 10 亿人感染（当时全世界只有 17 亿人口），4 千万人死亡。

这次大流感被许多人称为"西班牙流感"，然而它并不是起源于西班牙。据记录，这一波流感最早于 1918 年 3 月发生在美国堪萨斯州的军营，但当时患者的症状只有头痛、高烧、肌肉酸痛和食欲不振而已。到了 4 月，流感开始在一些欧洲国家暴发。由于当时正值第一次世界大战，所以很多国家都没有检查病因，也没有对外公布感染数据。

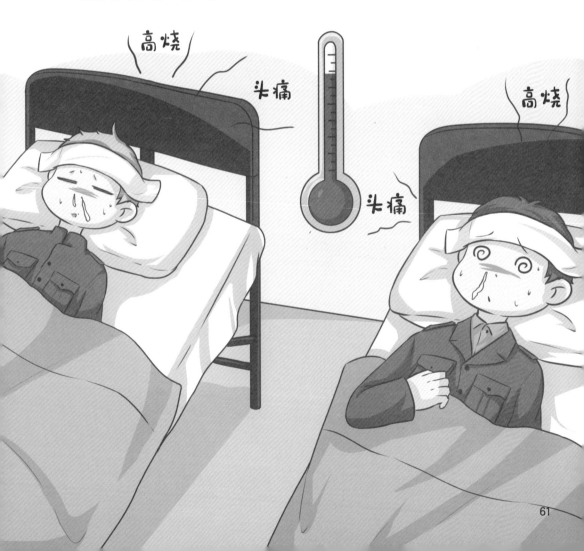

然而，西班牙最先曝光了感染情况。当时在整个西班牙有约800万人感染了流感，甚至连西班牙国王也被感染。由于西班牙并不是主要的参战国，舆论环境比较宽松，于是对流感的严重性进行了报道。更为关键的是，由于第一次世界大战期间，大国之间都在打仗，根本没有功夫管控流感传播，卫生条件无法保证，隔离、检测更不可能做到位。而且，军营里的密集型生活方式，军队的长途跋涉，都大大加速了流感的传播。这场肆虐全球的大流感，导致士兵大批死亡，无心应战，第一次世界大战也因此提早结束。

　　在当时，人们已经发现了很多细菌，比如前文说过的霍乱弧菌、鼠疫耶尔森菌。但是，当时人类对于病毒的研究才刚刚起步。

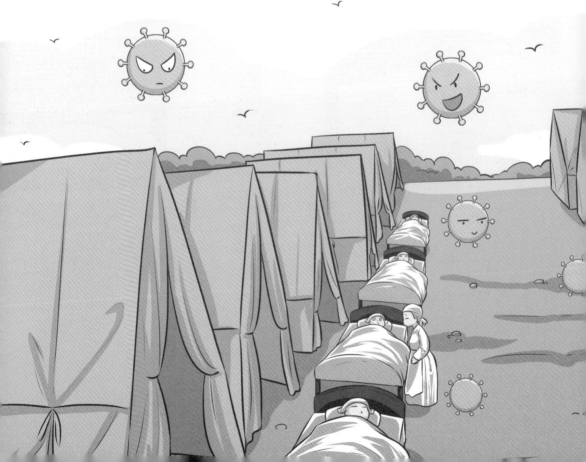

直到 1933 年，英国科学家威尔逊·史密斯、克里斯多夫·安德鲁斯和帕德里克·莱德劳才共同分离出第一个人类流感病毒，并将其命名为 H1N1，从此人们才知道流行性感冒是由流感病毒引起的。

　　2009 年，H1N1 流感突然在墨西哥暴发，并且快速蔓延到了美国，短短几个月，有近 600 万美国人感染。如果曾经的 1918 年大流感死灰复燃，后果将难以想象！

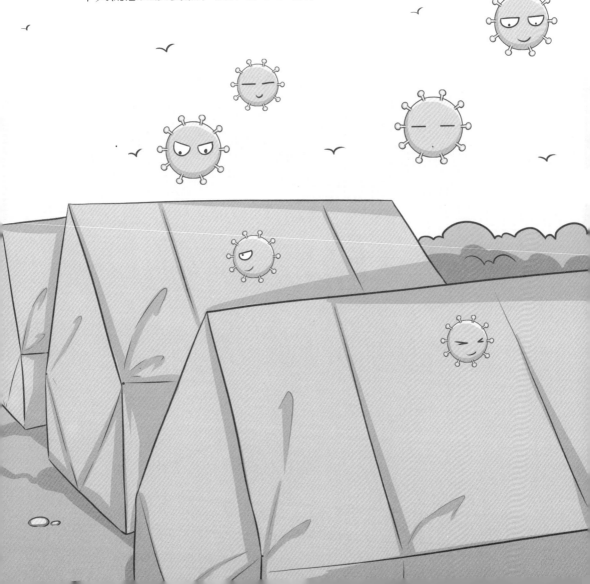

2 为什么流感病毒感染了那么多人

流感病毒为什么这么厉害？

前面说的都是细菌，下面跟大家讲一讲病毒学的知识。

病毒的最基本结构是核酸和衣壳。

核酸位于病毒体的中心，分为 DNA 和 RNA 两大类。它携带着一张"图纸"，进入人体之后就可以按照"图纸"，复制更多的病毒。

衣壳就像一层黏黏的外壳，平时保护病毒的外壳骨架。感染人体后，它会特别"黏"，可以和人体细胞亲密结合。有了核酸和衣壳组成的"核衣壳"，就算是完整的病毒了！

很多简单的病毒只有这两个基本结构，比如脊髓灰质炎病毒。

然而，流感病毒厉害就厉害在，它的核衣壳外包裹着一层"包膜"。包膜上有小刺一样的武器，称为"刺突（Spike）"。刺突上有两种厉害的结构："胶水"和"剪刀"！

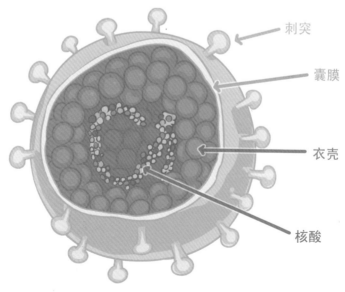

刺突

囊膜

衣壳

核酸

流感病毒

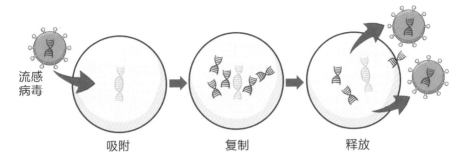

流感
病毒

吸附　　　　　　　复制　　　　　　　释放

"胶水"即血凝素(HA)：平时可以凝血，感染时，病毒包膜与人体细胞膜相互融合，像涂上了"胶水"，粘上细胞后甩也甩不掉。

"剪刀"即神经氨酸酶（NA）：流感病毒复制之后，需要切断和原来细胞的联系，感染新的细胞。而神经氨酸酶就是这把"剪刀"。

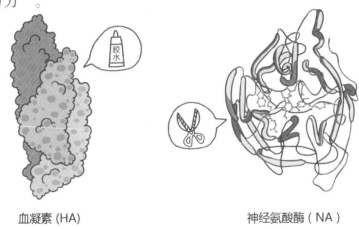

血凝素(HA)　　　　　　　　　　　神经氨酸酶（NA）

大家都知道的流感药物奥司他韦，其功能就是抑制神经氨酸酶。没有"剪刀"，新的病毒不能脱离原来的细胞感染其他细胞，感染力就大大减低了。

H 和 N 都有很多类型，并且会不断变异，例如我们熟知的H1N1、H7N9、H5N1等，排列组合起来，现在已经有135个亚型了。正是由于流感病毒极强的变异能力，才令人防不胜防！

其实除了不同的 H 和 N 的类型还有 A、B、C 三个大类，在中国叫甲、乙、丙，是根据病毒的核蛋白不同进行区分，其中甲型流感病毒抗原性易发生变异，比如墨西哥流行的甲型 H1N1。

每隔几年或十几年，流感病毒就可能会出现这种 H 和 N 端的改变，也叫作移变（Shift），相当于完全改头换面，出现一种新的病毒亚型。流感病毒这种程度的突变就可能导致流感的全球性大暴发，因为人体内几乎完全没有能抵御这种新生病毒的抗体。

而每一年，流感病毒都可能会出现小的变异，被称为飘变（Drift），相当于穿上了一层"伪装"，会导致人体免疫系统无法有效识别。因此如果要通过打疫苗的方式预防流感，就必须每年都赶在流感暴发前注射当季容易引起流行的流感病毒疫苗。

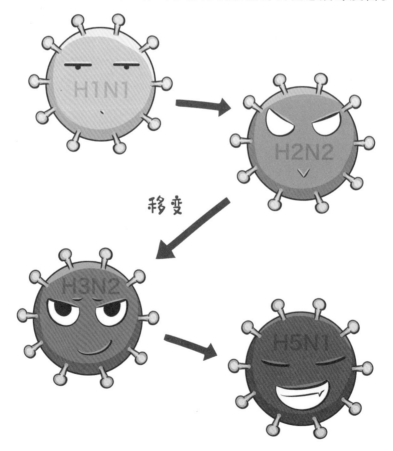

除了在人身上进行突变，流感病毒还有许多中间宿主。

就拿H1N1流感来说，流行病专家分析，这场大流感的源头是鸟类的禽流感病毒。但是鸟类携带的禽流感病毒原本是不会传染给人的，那么又是什么力量使得病毒发生了变异呢？

人们发现，禽流感病毒和人类流感病毒在中间宿主身上进行了基因重排，形成了一种新的、能"人传人"的病毒，也就是H1N1流感病毒。这个至关重要的中间宿主就是猪。病毒学家把猪称为病毒的"搅拌碗"，因为它能够同时感染禽类和人类的流感病毒，而在日常生活中，人类和猪有着密切的接触。

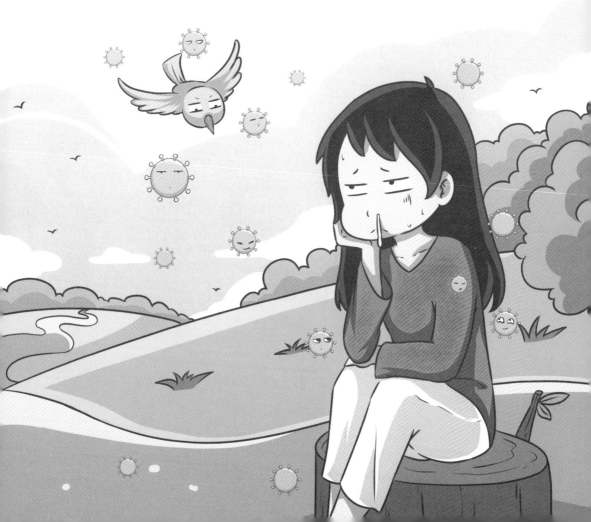

世界卫生组织（WHO）下设一个全球流感规划小组，这个小组会以全球流感监测网络收集的信息为基础，监测和追踪流感疫情，确定季节性流感疫苗的成分。为抵御人畜共患型流感，这个监测网络还会覆盖到包括猪在内的常见动物宿主。

一般季节性流感疫苗的成分会在每年9月公布，然后疫苗生产厂家就会加紧生产，并给有需要的人群接种。每年接种流感疫苗也是目前预防流感最有效的方式。

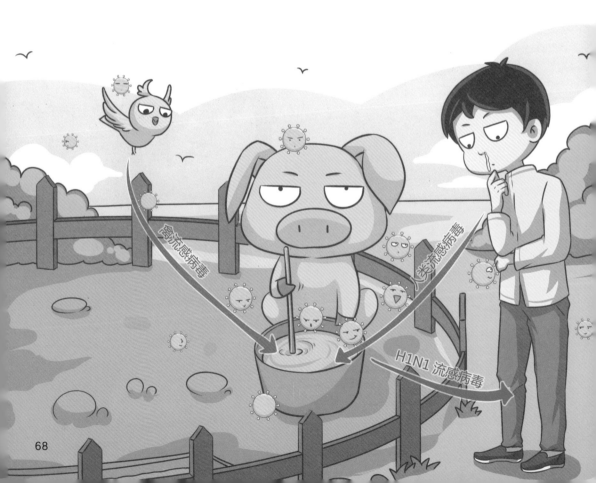

3 病毒的生存之道

突变，虽然不是病毒有意为之，却显示了其最"聪明"的一面。

截至目前，中国科研团队发现新型冠状病毒也发生了变异，已经有两个亚型，一个致病力强，另外一个致病力弱。这可能是新型冠状病毒的生存方式：致病力强的病毒，患者会很快出现症状，立刻被隔离治疗，这种病毒就传播不下去了；然而感染症状较轻、容易产生无症状感染的亚型，比较有机会传播，所以这种类型的病毒就变得越来越多。

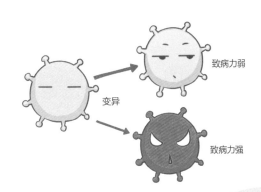

致病力弱

变异

致病力强

除此之外，病毒还必须想办法寻找很多中间宿主，比如猪、鸟、狗等。只有这样，才能让自己永远存活下去。因为人类不可能把所有的动物都拉来做核酸检测，即使家养的动物可以，可那么多野生动物该怎么办呢？

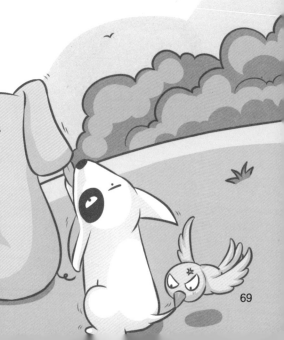

因此可以说，人类几乎永远无法消灭流感病毒。

其实，病毒的存在从来不是为了影响你、困扰你、惩罚你，它们的变化仅仅是为了它们自己的生存而已。它们根本没有考虑过你，你所有的感受只是被它们忽略的"副作用"而已。

当一种传染病症状过于强烈，得病的人很快死亡，这种疾病也就无法继续传播，从而在地球上销声匿迹；但是如果一种传染病症状过轻，它就失去了传播自己的能力，无法传播，也只有随着病人生命的终结而消亡殆尽。

病毒只有让被感染者打喷嚏、流鼻涕、咳嗽、腹泻，把自己带到一个新的宿主身上，才能让病原体的基因得以延续。

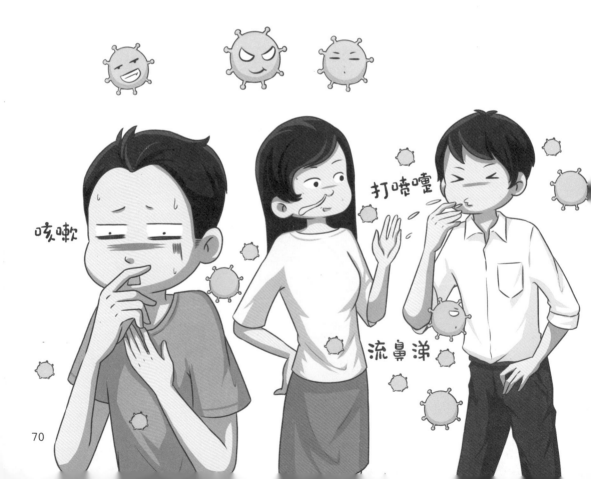

病毒是否有生命，这个问题一直存在争议。前文说过，病毒只是一张"生命图纸"而已。如果不能遇见合适的细胞，在空气中它什么也做不了。

从生命起源的角度来说，一定是先有病毒，再有细菌，然后再有细胞、组织、生物体。人类作为高等生物，其实这些病毒和细菌是我们祖先的祖先。

所以，对于传染病，我们要尽可能地控制和预防，而不是消灭自然界中所有的病毒和细菌。

我们要做的，就是保护更多的人免于被病毒夺去健康和生命，让它们温和一点，再温和一点。

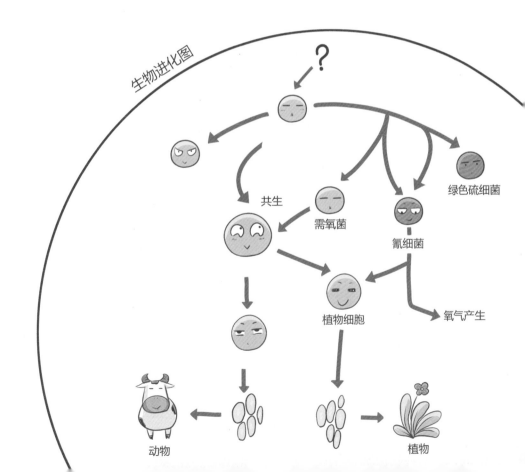

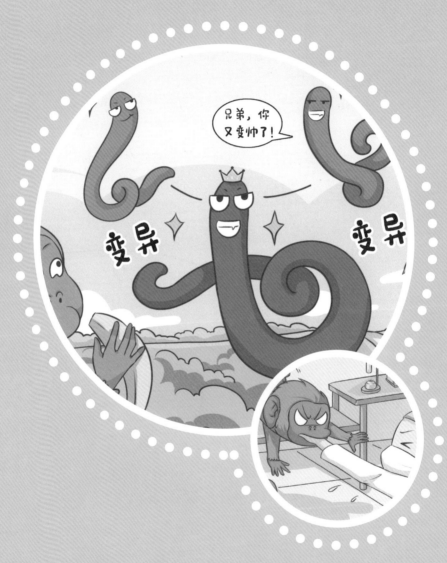

五

病毒之王
——埃博拉病毒

1 病毒之王埃博拉病毒

还记得电影《战狼2》中最可怕的"魔鬼"是什么吗？不是非洲的暴乱，也不是凶残的雇佣兵，而是一个渺小得你看不见的东西。它能让非洲尸横遍地、民不聊生，连主角冷锋都不幸感染。这个恐怖的魔鬼就是影片中的"拉曼拉病毒"，其现实原型就是至今依然在非洲肆虐的埃博拉病毒（Ebola Virus）。

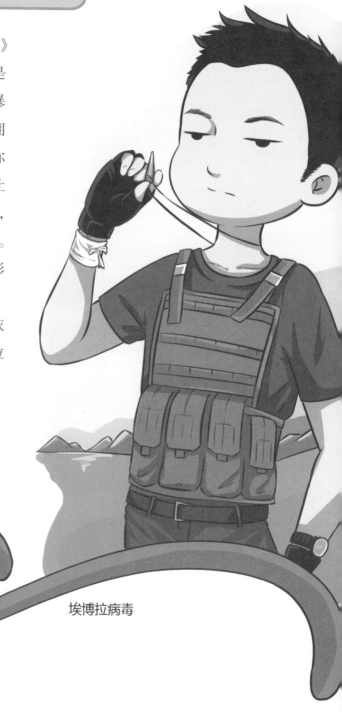

埃博拉病毒

根据世界卫生组织的统计，埃博拉病毒的病死率高达50%～90%。唯一阻止病毒蔓延的方法就是把已经感染的病人完全隔离开。

埃博拉病毒于1976年在扎伊尔（今刚果民主共和国）的埃博拉河地区暴发，并由此得名。它迅急的病程、病人惨烈的临床表现、极高的死亡率都引起医学界的广泛关注和高度重视。一位医生曾说，感染上埃博拉病毒的人会在你面前"融化"掉。也正因如此，埃博拉疫情两度被世界卫生组织列为国际公共卫生紧急事件。

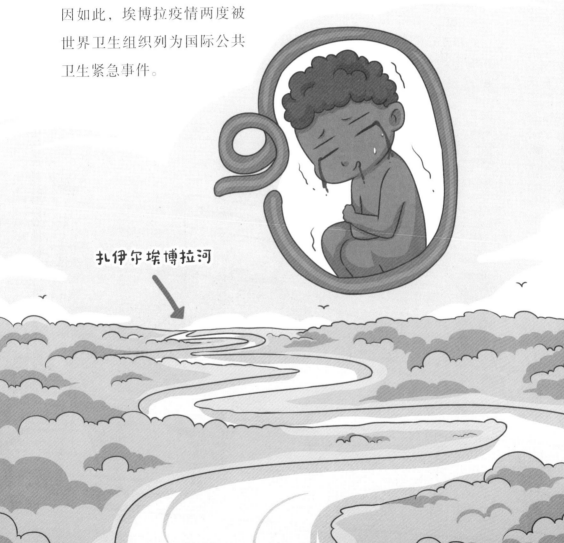

扎伊尔埃博拉河

经历了新型冠状病毒肺炎疫情，大家应该对国际公共卫生紧急事件（Public Health Emergency of International Concern，简称 PHEIC）比较熟悉了。

国际公共卫生紧急事件此前一共宣布过 5 次：2009 年的 H1N1 流感疫情、2014 年的脊髓灰质炎疫情、2016 年的寨卡疫情，还有 2 次都是埃博拉疫情——2014 年西非埃博拉疫情和 2018 年～2020 年刚果（金）埃博拉疫情，这次 PHEIC 至今仍在持续。

自从 1976 年首次被发现以来，埃博拉病毒在非洲曾大小共流行过 10 余次。最大的一次疫情就是 2014 年 2 月开始在非洲的大规模暴发。埃博拉病毒甚至走出非洲，导致多国旅行者和援外医务人员感染。

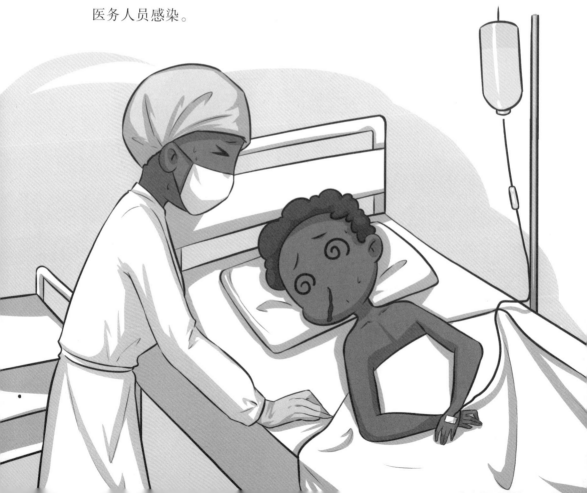

不过，从死亡人数来看，迄今为止埃博拉病毒仅仅造成了数千人死亡，这与鼠疫、天花、霍乱造成的死亡人数相差极大。

那么，它为什么被称为"病毒之王"呢？

国际公共卫生紧急事件

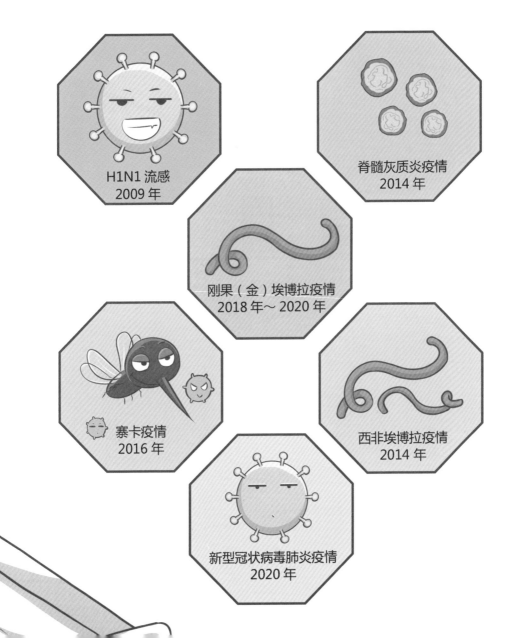

H1N1 流感
2009 年

脊髓灰质炎疫情
2014 年

刚果（金）埃博拉疫情
2018 年～ 2020 年

寨卡疫情
2016 年

西非埃博拉疫情
2014 年

新型冠状病毒肺炎疫情
2020 年

2 享受最高生物安全等级"待遇"的丝状病毒科

　　针对病毒对人类产生威胁的程度，科学家将传染病原分为 4 个危害等级，并根据不同的危害等级，制定了 BSL-1、BSL-2、BSL-3 和 BSL-4 共 4 个生物安全防护等级。"BSL"是英文"Bio-Safety Level"（生物安全等级）的缩写。2003 年 SARS 暴发后，中科院就决定启动 P4 实验室建设，也就是全球生物安全最高级别的实验室（P 是英文 protect 的缩写），并选址在了武汉。

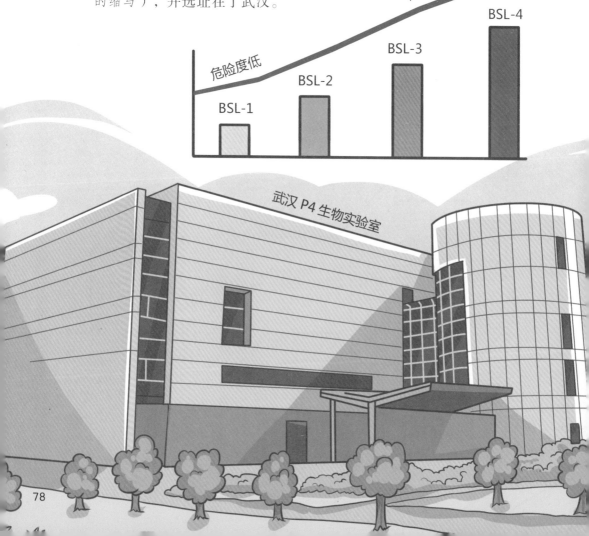

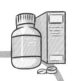

生物安全等级

第一级危害群微生物　与人类成人健康和疾病无关。我们常见的大学基础实验室就属于BSL-1，这种实验室没有特殊的安全设施，研究员只需勤洗手即可。针对一些没有传染性的病菌，就可以在这样的环境里进行研究。

第二级危害群微生物　在人类所引起的疾病很少是严重的，而且通常有预防及治疗的方法。BSL-2实验室可以做常见的食品致病菌，如沙门氏菌、金黄色葡萄球菌、溶血性链球菌、副溶血性弧菌、李斯特氏菌等细菌的相关研究。

第三级危害群微生物　在人类可以引起严重或致死的疾病，但可能有预防和治疗的方法。其中的代表病原体有：炭疽芽孢杆菌、鼠疫耶尔森菌、结核分枝杆菌、狂犬病毒、SARS病毒，人类免疫缺陷病毒（HIV）等。

第四级危害群微生物　在人类可以引起严重或致死的疾病，但通常无预防和治疗的方法。代表病原体：埃博拉病毒、马尔堡病毒、拉沙病毒。

鼠疫耶尔森菌、SARS病毒、HIV都属于第3级，而埃博拉病毒则进入了生物安全等级的最高等级——第4级。

其实不仅埃博拉病毒厉害，他们"丝状病毒科"家族都享有最高级别的"待遇"。目前人类已知的丝状病毒家族中只有两种病毒，除了埃博拉病毒，还有它的"表哥"马尔堡病毒。

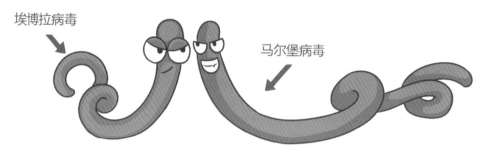

埃博拉病毒

马尔堡病毒

和埃博拉病毒一样，马尔堡病毒也得名于发现它的地点。1967 年，在德国中部一个叫马尔堡的城市，一家制药公司为了研制一种治疗小儿麻痹症的药物，从非洲进口了几只非洲绿猴。有一天，实验员发现有两只猴子的眼球充满血丝，变成了红褐色。实验员刚准备仔细检查，一只猴子就发出暴躁的低吼，并猛地咬住了他的手。实验员立刻挣脱，并且注射了狂犬病疫苗。

很不幸，几天后实验员出现了高烧症状，他的面部和颈部都布满了细小的、密密麻麻的红疹。他头痛欲裂，四肢也开始酸痛，并伴有剧烈的呕吐。更令人吃惊的是，平常非常和善的他，居然表现出强烈的攻击性。

很快，这种病毒开始快速传播。好在人们已经有了足够的防疫知识，采取了隔离措施。马尔堡市最终 31 人感染，7 人因全身流血死亡。即使患者最终没有死亡，也经历了全身流血的惨况。

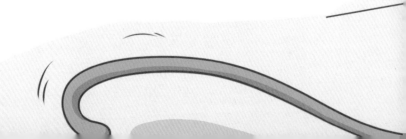

人们从未见过症状如此惨烈的疾病！

果然，研究人员从患病者的血液中，发现了一种从未见过的病毒，它们细长，形状如同蠕虫或毒蛇一般，不断地在细胞中分裂、增殖。这是人类与丝状病毒的首次相遇，并将这种丝状病毒以它的发现地命名为"马尔堡病毒"。

1976 年 7 月，苏丹南部——中非热带雨林的边缘，恩扎拉镇上的一位普通工人悄然去世。他死亡时，全身都在流血。他的死亡令人恐惧，后来有人揣测，由于紧靠雨林地区，死者很可能接触过死去的野生动物。在当地的习俗里，将猎杀或拾到的野生动物带回家烹饪食用并不是什么新鲜事。

没过几天，死者身边的人也相继死去，症状同样是全身流血。同时，感染埃博拉病毒的人还会表现出狂犬病的症状：精神错乱，极度恐慌，全身抽搐，血液四处喷溅。

由于拥有相似的外观，研究人员将埃博拉病毒和马尔堡病毒一起定义为"丝状病毒科"，这个名字，就代表着已知病毒的最高等级！

抽

搐

3 埃博拉病毒为什么会如此致命

　　埃博拉病毒自己也有 5 个"亲兄弟"：扎伊尔埃博拉病毒、苏丹埃博拉病毒、雷斯顿埃博拉病毒、塔伊森林埃博拉病毒、本迪布焦埃博拉病毒。最可怕的是扎伊尔埃博拉病毒，其致死率最高可达 90%，并且无药可医。

　　埃博拉病毒首先攻击的是人类的免疫系统，这一点比艾滋病还要凶猛。它先瓦解了人体的"武器装备"，让人类的免疫系统无法发挥作用。在 24 ～ 48 小时内，病人会出现凝血功能障碍与血小板减少的症状，导致全身大量出血，而流出来的血都充满病毒，有着极强的传染性，这也是病毒快速传播的方式。最后，病毒会攻击人的重要器官，特别是肝脏和肾脏，使病人很快就出现多器官衰竭。

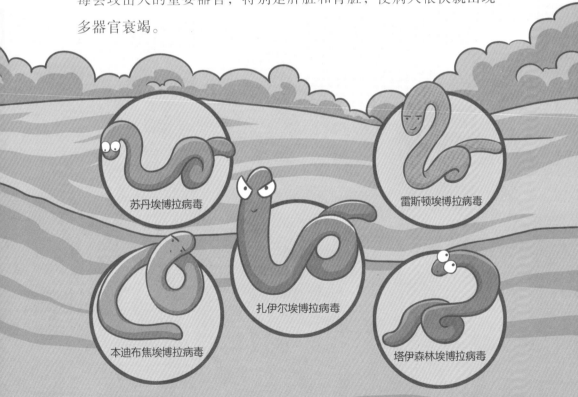

苏丹埃博拉病毒

雷斯顿埃博拉病毒

扎伊尔埃博拉病毒

本迪布焦埃博拉病毒

塔伊森林埃博拉病毒

但是关于埃博拉病毒的好消息也有三个：

第一，埃博拉的致死率太高了！看到这里，大家可能会有疑问，致死率高怎么变成好处了？从病毒传播的角度看，能长期携带病毒并到处溜达的生物才算是一个优良的宿主。那么以埃博拉病毒迅猛的"杀人"速度，大范围的传播就很难实现。就拿死亡率90%的扎伊尔埃博拉病毒来说，几乎所有的被感染者病情都很重，很快会死亡，难以大范围传播。每次埃博拉疫情暴发都几乎会令整个村庄的人口灭绝，然后这种病毒就神秘消失在丛林中。所以只要隔离感染者和处理好尸体，就可以很大程度地控制住病毒传播。

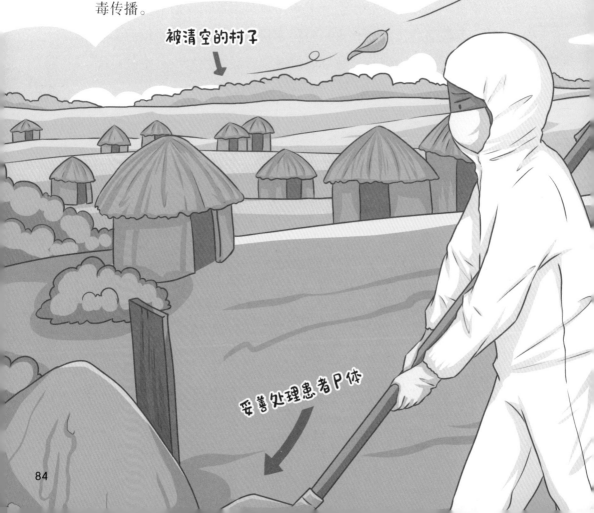

被清空的村子

妥善处理患者尸体

第二，其实埃博拉病毒的传播力并不太强。埃博拉病毒为了传播，"想"到了一个方法，在宿主生命结束后，使宿主的内脏器官迅速瓦解融化，即使冷冻也难以使其凝固，宿主皮肤的毛孔都会渗血，每一滴血液里都满是新的病毒，并以此来进行传播。埃博拉病毒主要通过血液传播和直接接触传播（直接接触感染者的血液、分泌物、器官或其他体液），飞沫、气溶胶传播相对较少。因此只要采取一些基本的隔离措施就会相对安全。很可惜，非洲很多国家卫生条件很差，最基本的隔离措施都难以保障。

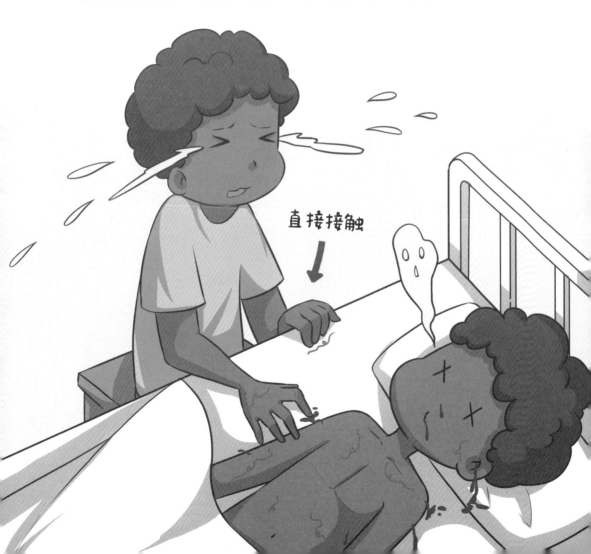

直接接触

第三，埃博拉出血热目前主要呈现为地方性流行，局限在中非热带雨林和非洲东南部热带大草原，其他国家几乎都是输入性病例，并没有大规模流行，所以大家只要没有去过非洲，基本上就没有危险。

然而，最大的坏消息不是埃博拉病毒的致死率高，而是它是一种单股负链RNA病毒。单链RNA病毒的特点就是拥有较高的变异性，随时有可能增加一个新的"技能"，变化成人类无法应对的新武器。

许多病毒都像埃博拉一样，总是那么神出鬼没。过几年或者十几年，就暴发一次。而平时，它们只是安静地存在于深山或热带雨林里，你不去招惹它，它也不会来招惹你。

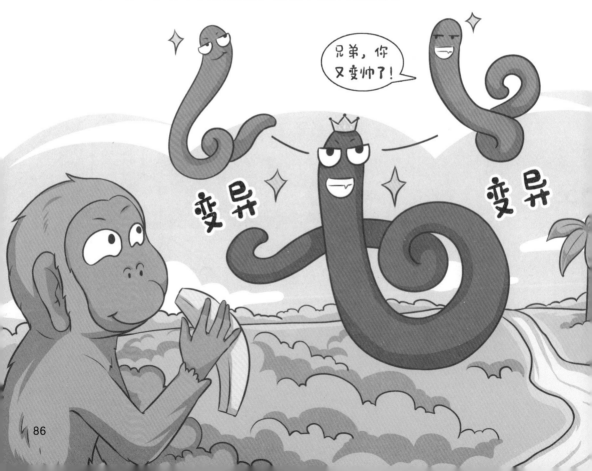

想了解更多埃博拉病毒的知识，可以看看美国科普作家理查德·普雷斯顿的著作《血疫》。其中写道："从一定意义上说，地球正在启动对人类的免疫反应。也许生物圈并不'喜欢'容纳五十亿人口，大自然有自我平衡的手段，试图除掉人类这种寄生生物的感染。"

也许，在病毒的世界里，我们才是入侵者。

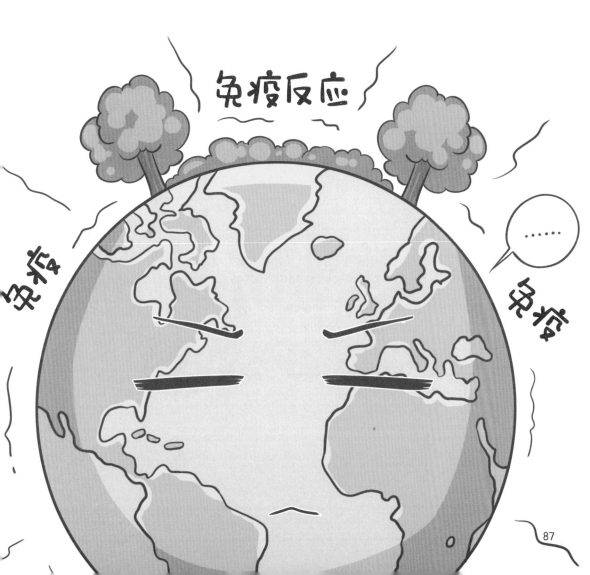

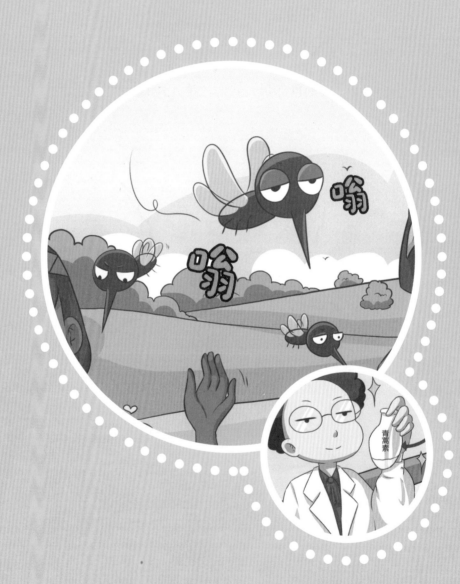

六

蚊子的"原罪"
——疟疾、乙脑、登革热

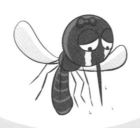

1 "打摆子"和疟疾

前文说了跳蚤可以传染鼠疫，但在人类的传染病流行史上，还有一种动物不得不提，那就是蚊子。

据统计，每年约有 7 亿人（占全球人口的 10%）因为被蚊子叮咬而感染各种疾病，而且死亡率颇高。

蚊子能传染什么疾病呢？

最有名的当然是疟疾。

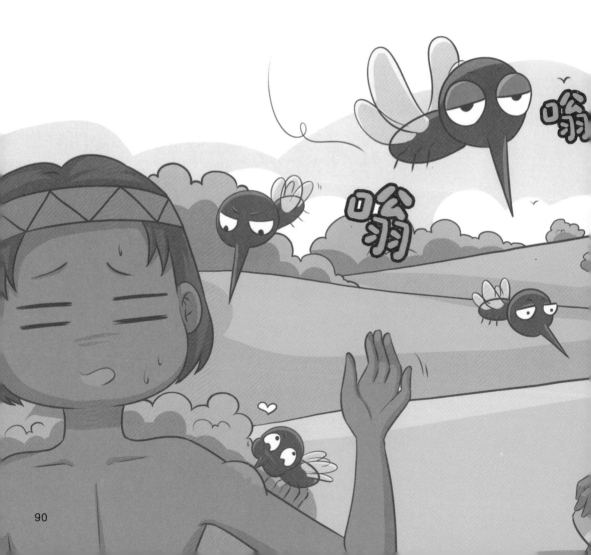

前面说到，15世纪欧洲人把天花带去了美洲大陆，让美洲原住民印第安人溃不成军，大大加速了欧洲殖民美洲的进程。为什么欧洲对近在咫尺的非洲，却到了19世纪才开始大规模殖民呢？

诸葛亮七擒孟获，却不愿亲自管辖南方之地，又是为什么？

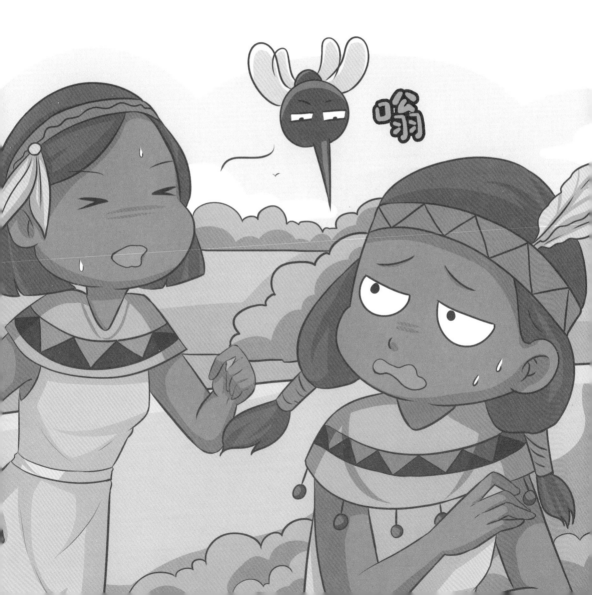

忌惮以疟疾为代表的热带疾病，恐怕是重要的原因。

但丁在《神曲·地狱篇》中曾借疟疾描绘恐惧情绪："犹如患三日疟的人临近寒战发作时，指甲已经发白，只要一看阴凉就浑身打冷战。"

疟疾是由按蚊叮咬进行传播的。南方蚊虫多，一到夏天，谁的身上没有几个蚊子包？一旦被蚊虫叮咬就有可能患上疟疾。

疟疾的致病因素是疟原虫，它不是细菌也不是病毒，而是一种寄生虫。

它的发病特点非常鲜明，是传染病学书上的经典案例。

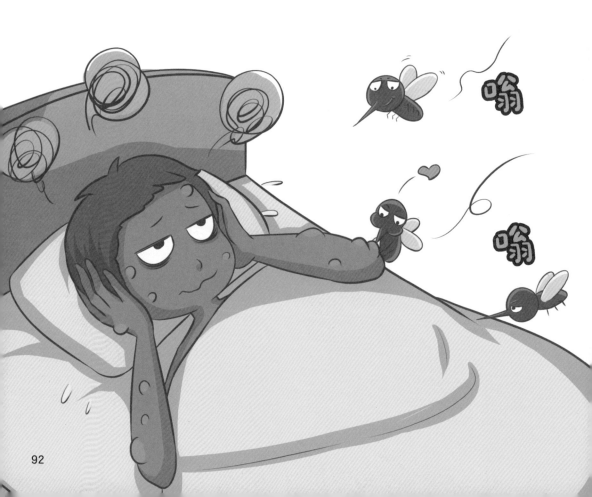

疟原虫孢子会先进入人的肝脏（没有症状），疯狂繁殖出裂殖子，胀破肝细胞，进入血液系统，然后在红细胞里继续增殖。当疟原虫增殖到一定数量后会胀破红细胞，进入血液，好继续感染其他红细胞，这会引起患者发热。因为疟原虫增殖的时间具有周期性，所以患者会出现2天一次高热或者3天一次高热的情况，特点非常鲜明。

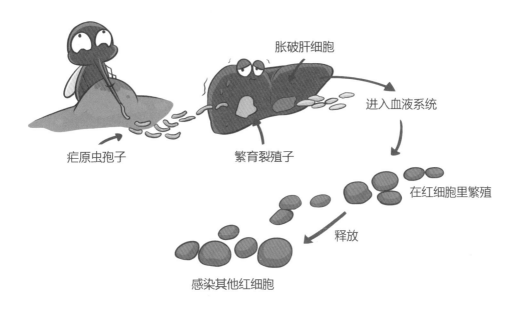

周期性寒战、发热、大汗，这些症状在中国还有一种更为通俗的说法，叫"打摆子"。这些症状通常在被蚊子叮咬后的10到15天内出现，若患者没有接受治疗，症状缓解后的数月内症状可能再次出现。

疟疾对人类的影响有多大？我们只要数一数在这个疾病领域产生的诺贝尔奖数量就可见一斑了。

2 疟疾和 5 次诺贝尔奖

2015 年，中国药学家屠呦呦因创制新型抗疟药青蒿素和双氢青蒿素而获诺贝尔奖，而此前已经有 4 个诺贝尔奖与疟疾有关了。1902 年，英国军医罗纳德·罗斯因发现疟疾由蚊虫传播获得诺贝尔奖；1907 年，法国军医拉韦朗因发现疟疾的病原体为疟原虫而获得诺贝尔奖。

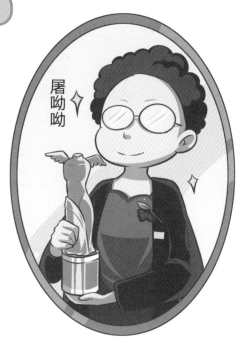

屠呦呦

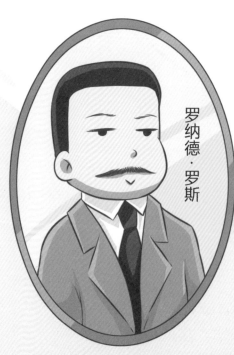

罗纳德·罗斯

（1857 年～1932 年）

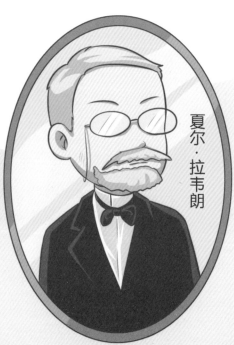

夏尔·拉韦朗

（1845 年～1922 年）

还有两个诺贝尔奖相对比较"短命"，但是也很有趣。

　　1927 年，奥地利精神病医生瓦格纳·贾雷格利用疟疾产生的高热症状，来治疗梅毒引起的神经梅毒。

　　在那个年代，梅毒是一种不治之症，会引发大脑病变，即"神经梅毒"，这种病会让患者精神错乱，甚至陷入昏迷。但贾雷格却意外地发现，高烧的状态可以让患者原本的精神病症有所缓解。于是，他先让神经梅毒患者患上疟疾，产生高热症状，利用高热效果改善神经梅毒的病症，然后再用奎宁治愈患者的疟疾。虽然这样做在现在看起来脑洞很大、很可笑，但是医学研究从来都是不断试错，解决问题的过程。真正治疗梅毒的特效药——青霉素直到 1940 年才被广泛使用。

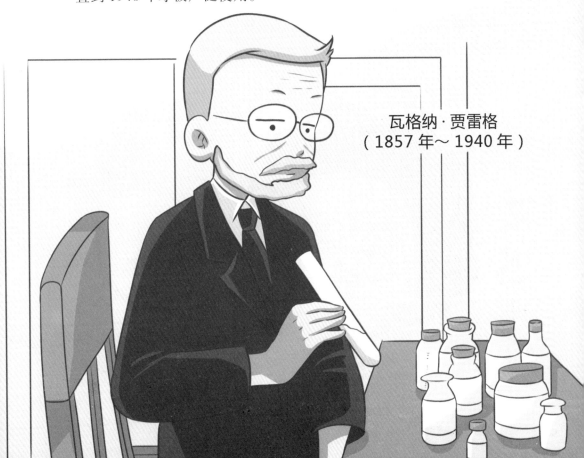

瓦格纳·贾雷格
（1857 年～1940 年）

1948 年，瑞士化学家米勒因发现双对氯苯基三氯乙烷 DDT 的超强灭蚊效果而获得诺贝尔奖，而灭蚊是灭疟行动的重要部分。但是由于这种成分对环境造成的污染严重，全世界目前已经基本禁止使用了。

　　我们从和疟疾相关的诺贝尔奖的获奖顺序也可以看出人类对疾病的认知过程：先发现蚊子可能传播疾病，这是流行病学的调查，发现感染的人都和某种事物有关；然后，才能找到真正的病原体；接下来就是寻找解决的方法——先从最简单的杀死蚊子开始，效果越强越好；最后是想办法治好疾病，这就要求药物的副作用不能太大，不能致死。

　　在治疗疾病的过程中往往可能有一些意外的发现，比如用疟疾的高热症状来治疗梅毒。这并不是特例，比如治疗脱发的非那雄胺，原来是用来治疗前列腺增生的，后来发现它有长头发的副作用。

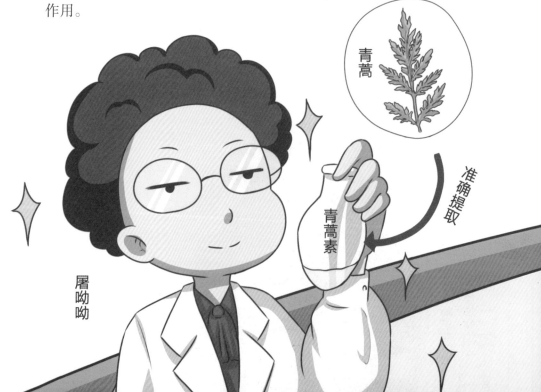

抗疟疾药物经过了不断地演变，刚开始有金鸡纳霜、氯喹等，这些药物的药效有限，副作用却很大。而青蒿素能对疟原虫表膜线粒体功能进行干扰，疗效精准，很快就大获成功。这项研究的成功，也让中国人第一次获得了诺贝尔生理学或医学奖。

医学有太多的不确定性，人们对疾病的认知也是从部分到整体，不断完善的过程，这也是为什么一些曾获诺贝尔奖的治疗方法却最终被后世所淘汰的原因。

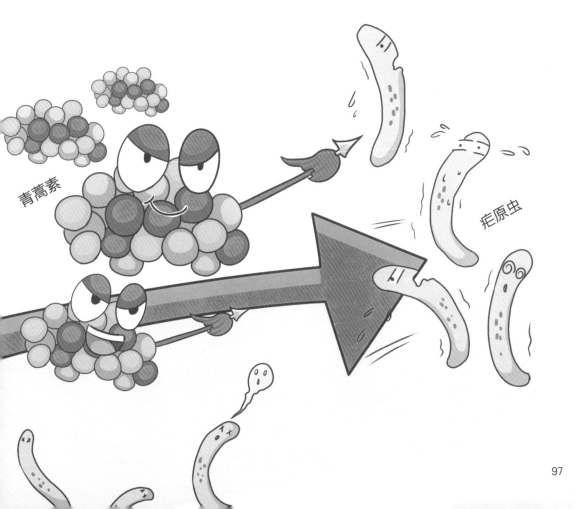

青蒿素

疟原虫

3 蚊子的专属——黄病毒科

除了疟疾之外，还有一类病毒隐藏在蚊子的体内，随时可能给人类带来灾难。

人们把它们定义为黄病毒科，包括以下几个大名鼎鼎的病毒：登革热病毒、流行性乙型脑炎病毒、黄热病病毒、寨卡病毒。

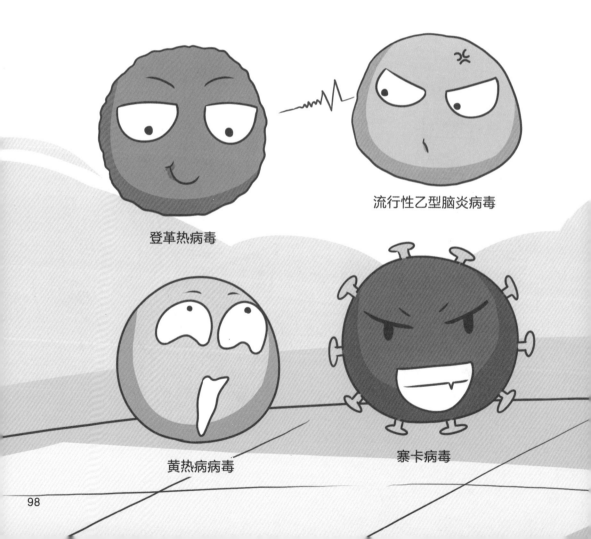

登革热病毒

流行性乙型脑炎病毒

黄热病病毒

寨卡病毒

1. 导致新生儿患小头畸形的寨卡病毒

成人感染寨卡病毒后一般会表现为低热、斑丘疹、关节疼痛。80%的成年病毒携带者几乎没有任何明显症状；20%的成年患者也只能感受到轻微的症状，比如感冒、发烧。但是如果孕妇感染，这种病毒就会传播到胎儿体内，影响婴儿大脑发育，造成"小头畸形"。2016年，世界卫生组织宣布寨卡疫情为国际公共卫生紧急事件，南美洲的寨卡疫情尤为严重。

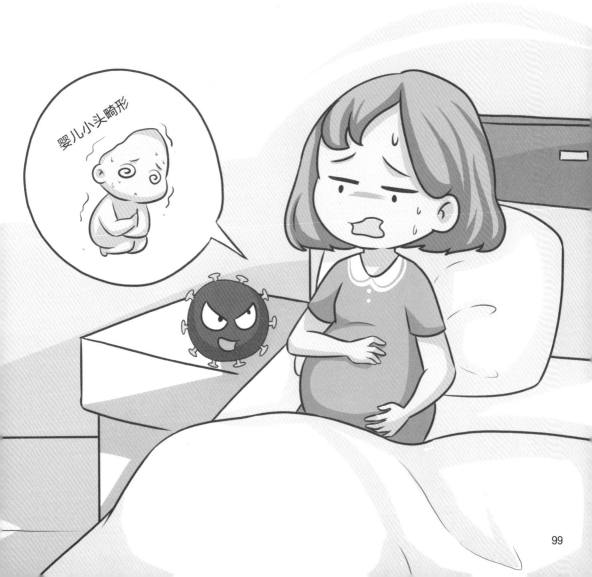

2.让你变黄又发热的黄热病

这种疾病除了让你产生高热、头痛之外，还会让你变成"小黄人"，它在非洲和南美洲广泛流行。因为死亡率高，已经被列为检疫传染病。就是说从疫区来的人员、交通工具、运输设备等都必须在海关进行检验检疫，而旅客在进入疫区之前也一定要先注射黄热病的疫苗。

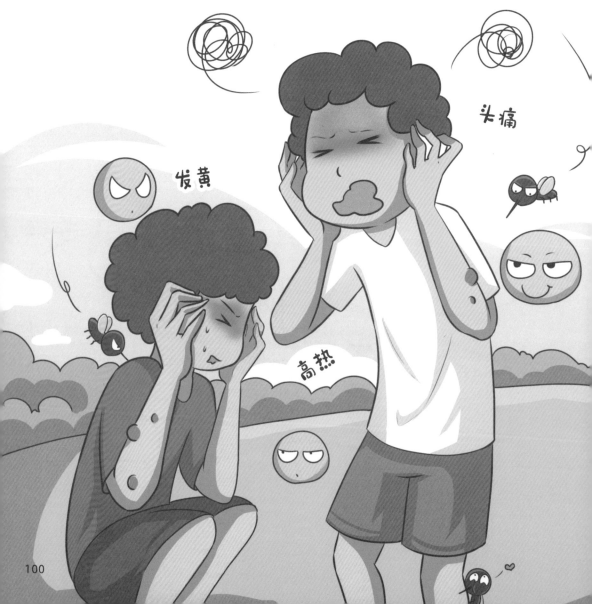

3. 两度高热的登革热

感染登革热病毒的典型表现叫作"两度高热"，也叫"双峰热"。患者体温会迅速达到 39℃ 以上，一般持续 2 日～7 日，热型多不规则，部分病例于第 3 日～第 5 日体温降至正常，隔日后又再次升高。感染登革热后的另一个特点，就是关节会剧烈疼痛。

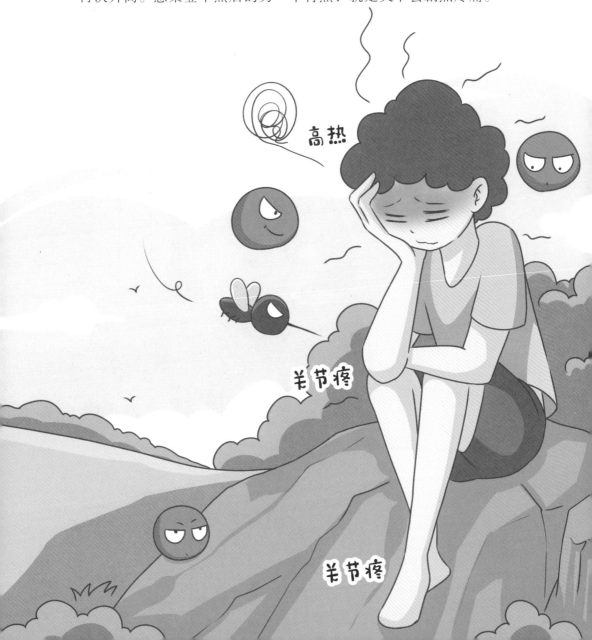

4. 中国儿童"杀手"——乙型脑炎

之前的几种疾病大都在非洲和南美洲流行，我国发现的都是输入性病例。然而乙型脑炎在中国广泛流行，且农村发病率高于城市，年发病人数约 2.5 万人，病死率约 10%，大约 15% 的患者会留下不同程度的后遗症。孩子夏天在外面玩耍，被蚊子叮了一身包，没几天就发烧了，后来虽然经过治疗，还是留下了智力低下的后遗症，这样的事件曾经屡见不鲜。

为了避免悲剧重演，乙型脑炎疫苗也成了我国儿童必须接种的疫苗。

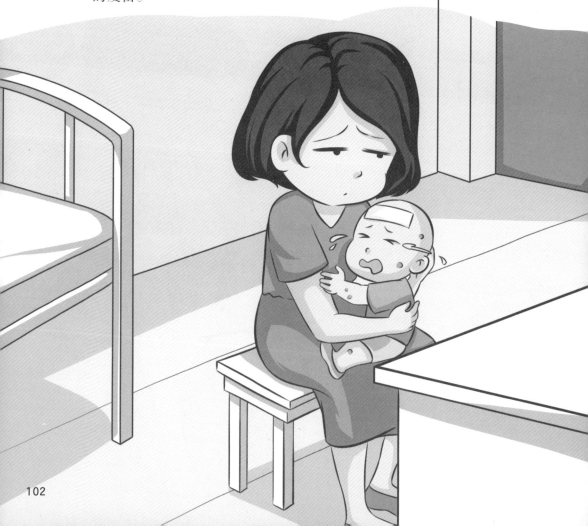

4 控制蚊子的方法

你讨厌它，却又杀不死它，这就是人类和蚊子之间的关系的真实写照。

全世界使人类致死最多的是哪种动物呢？不是狮子、老虎、毒蛇，甚至不是人类自己，而是蚊子！由于蚊子可以传播疾病，盖茨基金会曾做过一个数据统计，蚊子平均每年能导致 83 万人死亡。

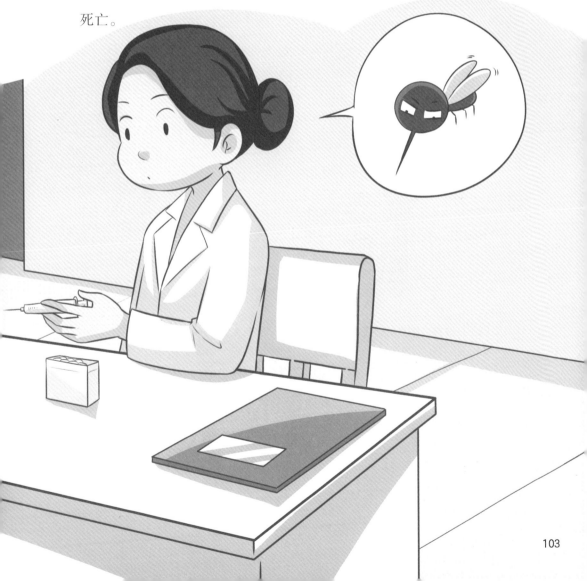

在我国能传播疾病的蚊子大致可分为三类：

一类叫按蚊，俗称疟蚊，主要传播疟疾。据不完全统计，1929年1年内，全世界因患疟疾死亡的人数约200万人。

另一类叫库蚊，主要传播丝虫病和流行性乙型脑炎。

第三类叫伊蚊，身上有黑白斑纹，又叫黑斑蚊，主要传播流行性乙型脑炎和登革热。

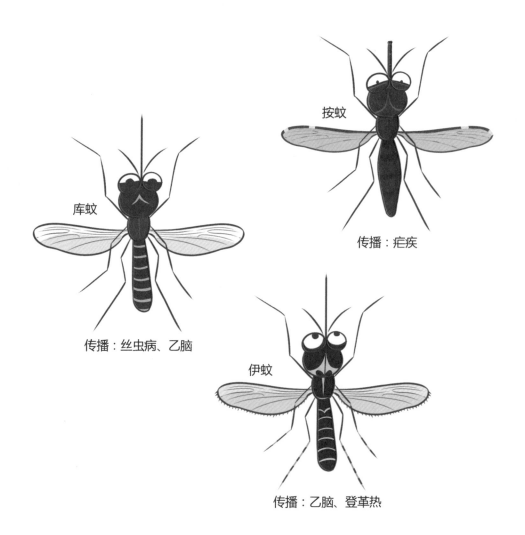

库蚊

传播：丝虫病、乙脑

按蚊

传播：疟疾

伊蚊

传播：乙脑、登革热

为了灭蚊人类采取了哪些方法?

1. 物理灭蚊

由于蚊子必须把卵排在水里，所以有水的地方，就有可能有蚊子的虫卵。这不仅包括小溪、池塘，也包括家里的鱼缸和水桶。清除水源，蚊子就无法繁殖了。这种方法在小范围内非常有效，比如保持室内干燥,就可以有效减少室内的蚊子。但是大范围的清除水源是不可能做到的。

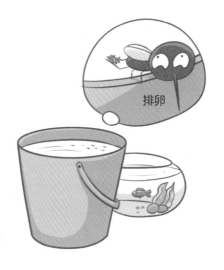

排卵

2. 化学灭蚊

最具代表性的就是前文说的DDT 杀虫剂，但是会污染环境。后来人们开始从一些蚊虫不喜欢的植物中提取有效成分来进行灭蚊，比如现在各种蚊香里的成分——除虫菊素。

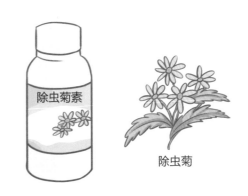

除虫菊素

除虫菊

3. 生物防治

培养更多蚊子的天敌，也就是各种喜欢吞噬虫卵的鱼类、青蛙、蜻蜓、蜘蛛等。当然，这种方法也有一定的局限性，因为这些动物过多也会影响生态平衡。

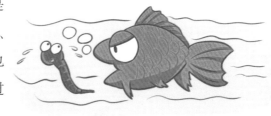

4. 基因灭蚊

科学家培养了一种感染了沃尔巴克氏菌的蚊子，这种细菌对人类没有影响，却会放出毒素，让雄性蚊子在胚胎期就死亡，这样蚊子的下一代就只剩雌性蚊子。长此以往，蚊子种群的繁殖力就会被不知不觉破坏掉。

虽然蚊子非常可恶，但是目前的主要防控策略还是改善卫生条件，把蚊子和人群隔绝，并不要求完全杀灭蚊子。

你一定听说过蝴蝶效应：一只南美洲亚马孙河流域热带雨林中的蝴蝶，偶尔扇动几下翅膀，可以在两周以后引发美国得克萨斯州的一场龙卷风。蚊子虽然有害，但也是生物链上重要的一环。此外，鸡、鸭、鱼、猪和鸟类都是细菌和病毒的中间宿主，它们与人类的关系更加密切。

如果地球上只剩下人类，我们就安全了吗？

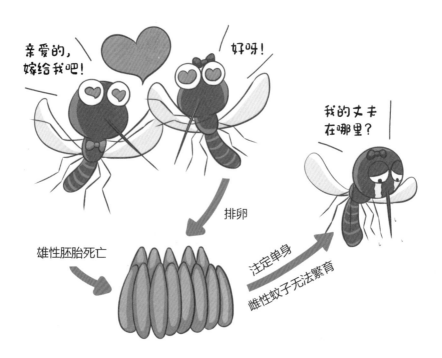

七

新世纪的传染病
——新型冠状病毒肺炎

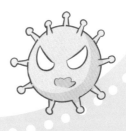

1 新型病毒的流行

2020 年初，新型冠状病毒肺炎疫情在武汉暴发。从几人，几十人，到每天确诊上千人，武汉"封城"，全国停产、停工、停学。关于疫情的新闻让人们感到恐慌，感染人数不断翻倍，死亡人数节节攀升，让人们感觉到这不是一般的疾病。

很快，人们就确认了这种疾病和 2003 年的"非典"非常相似，都是由冠状病毒引起的肺炎。

1937 年，冠状病毒（Coronaviruses）首先从鸡身上分离出来。1965 年，科学家分离出第一株人体内的冠状病毒。由于在电子显微镜下可观察到其外膜上有明显的棒状粒子突起，使其形态看上去像中世纪欧洲帝王的皇冠，因此将其命名为"冠状病毒"。

其实，我们并不是第一次与冠状病毒打交道，为什么这次的肺炎疫情会如此严重呢？

首先，新型冠状病毒的传播方式非常高效，它主要通过飞沫传播。人们同乘交通工具，一起吃饭，一起工作，只要张口呼吸就可能传播病毒，而咳嗽会让病毒传播得更远。

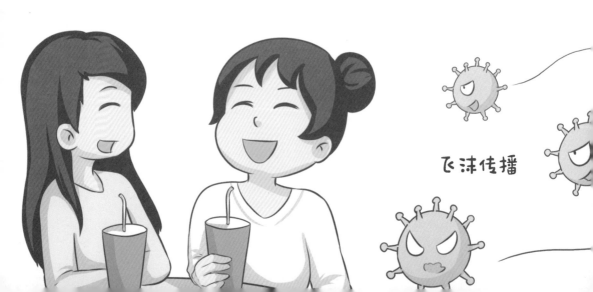

飞沫传播

其次，新型冠状病毒感染的早期症状和普通感冒很相似，患者会发烧、咳嗽，并没有什么特别的症状，也是一种自限性疾病，大部分患者可以自愈。但是重症患者不然，病毒会很快攻击患者的肺部。这种攻击包括两个阶段：第一阶段，病毒在肺泡上皮细胞大肆复制；第二阶段就是"细胞因子风暴"。

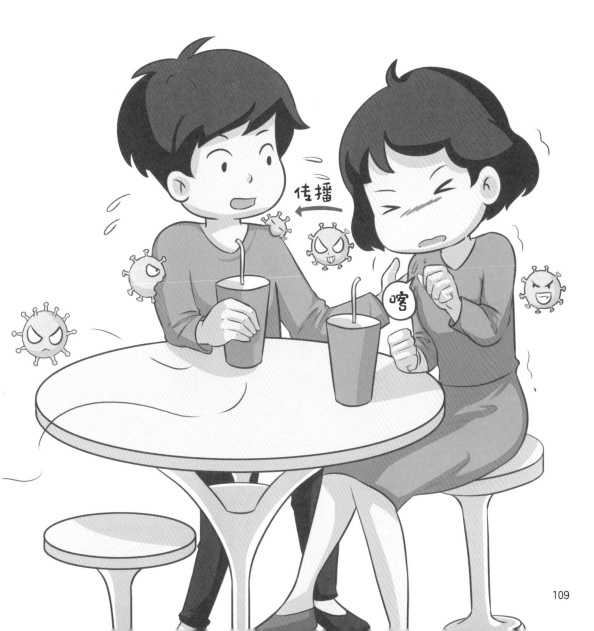

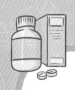

细胞因子风暴

　　细胞因子风暴（Cytokine Storm），也叫免疫风暴，是机体感染后，体液中多种细胞因子大量产生，让免疫系统霎时间火力全开，全力向病毒展开进攻的现象。

　　此时，免疫系统的各种"武器"一起上阵，包括：TNF-α、IL-1、IL-6、IL-12、IFN-α、IFN-β、IFN-γ、MCP-1和IL-8等。

　　"风暴"这个词非常形象，细胞因子不仅大量产生，而且迅速聚集，作用于患处，就像风暴和龙卷风一样。但是，就像真的风暴一样，这些本来应该帮助我们的细胞因子不能准确定向，会表现为自杀式的无差别范围式攻击。首先在感染部位，也就是前线的"战场"会出现红、肿、热、痛的症状。

　　运气好的话，免疫细胞战胜病毒，病人很快可以痊愈。

　　如果免疫细胞战败，病毒就会越来越多。当然，只要人还有一口气在，免疫细胞就要跟这些病毒作战到底。接下来，整个人体会出现发烧的症状。

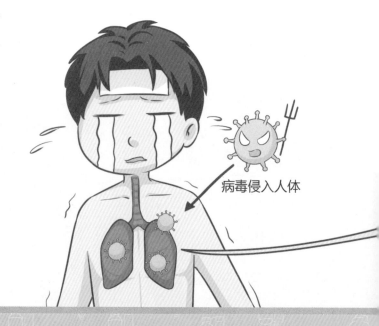

病毒侵入人体

"战火"从一部分肺蔓延到整个肺部，最后让肺部变得千疮百孔，也就是我们在 CT 片子上看到的"大白肺"。患者的肺这时会完全失去呼吸功能，即使有人工心肺——ECMO，也只能帮助患者挺过一时，如果肺功能得不到及时恢复，依然无药可救。

　　就像真的战争一样，免疫风暴没办法瞄得很准，信息沟通也不够快，都是大规模"轰炸"，最后即使病毒被消灭了，"轰炸"也不会立即停止。

　　像大部分病毒感染一样，新型冠状病毒目前还没有特效药。因此，人们把目光投向了研制疫苗。

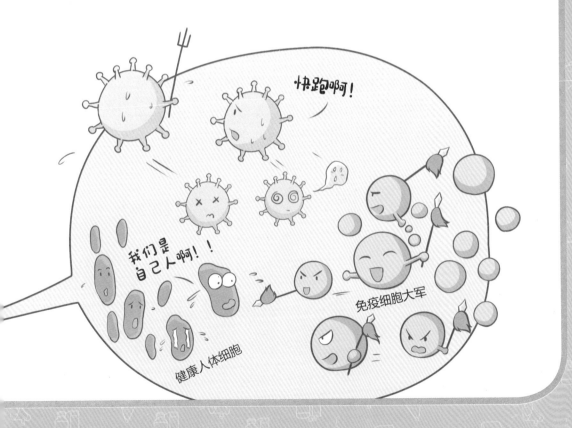

2 疫苗的作用

疫苗是人类医学史上最伟大的发明之一。疫苗为什么能让人产生抗病的能力呢？

人体中有三层免疫防护系统：第一层是皮肤黏膜，可以隔绝细菌病毒，使其无法侵入；第二层是白细胞，可以引发炎症反应，杀灭大部分普通细菌和病毒；第三类是特别的杀毒软件——T淋巴细胞，它们可以记住曾经感染过的疾病，下次再遇到这样的病原体，就可以快速识别，并且立刻动员全体免疫细胞，将其强力杀灭。

前文说到的预防天花的牛痘是主动免疫，接种小剂量的病原体，让人体主动产生免疫力。人的免疫系统会记住这个病原体，只要它一进入人体内，就会被快速杀灭，这种免疫效果是很强的，甚至可以让很多人终生对这种疾病免疫。

其实这个机制在生活中也经常发生，比如你的家人得了某种传染病，你一定和他有接触，但是接触的病毒比较少，你的免疫力又足够强，没有让你发病，反而让你的身体产生了足以对抗这种疾病的抗体。

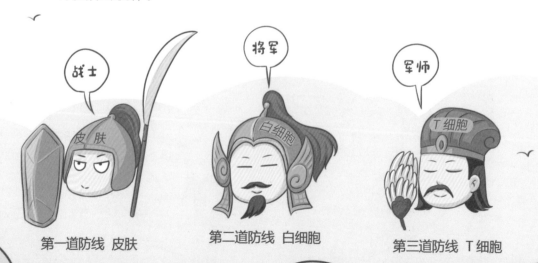

第一道防线 皮肤　　　　第二道防线 白细胞　　　　第三道防线 T细胞

正因为如此，很多长期从事感染病学的老教授，都变得"百毒不侵"。

还有一种免疫叫作被动免疫，这可以用狂犬病疫苗来帮助理解。狂犬病是狂犬病毒所致的自然疫源性或动物源性人畜共患急性传染病，典型临床表现为恐水症，故狂犬病又称恐水病。患者初期对声、光、风等刺激敏感，且喉部有发紧感，进入兴奋期可表现为极度恐怖、恐水、怕风、发作性咽肌痉挛、呼吸困难等，最后痉挛发作停止，出现各种瘫痪，可迅速因呼吸衰竭和循环衰竭而死亡。

在没有被狗咬伤之前，就可以主动接种疫苗。狂犬病毒灭活疫苗，可以让体内产生抗体。这种就是主动免疫。

但是如果你不小心被狗咬了，之前又没有接种疫苗，还有一种方法可以帮助你。那就是直接注射抗狂犬病的抗体，而且可以注射在伤口周围，目的就是直接对抗病毒。这种就是被动免疫。

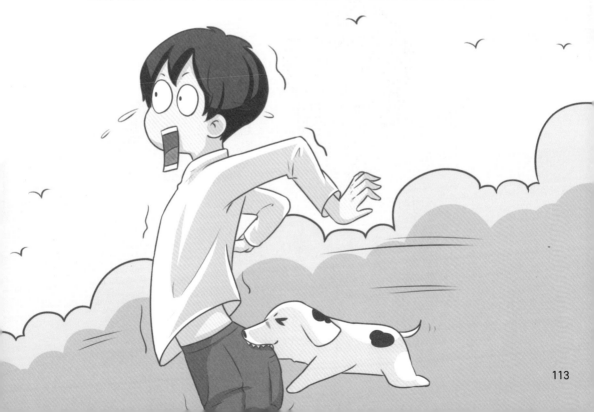

被动免疫的作用时间短，效果相对较弱。但是好处就是反应快速。

破伤风也是如此。没有受伤之前，主动免疫就是注射含破伤风类毒素的疫苗，刺激人体主动产生抗体，通常在社区医院就可以接种。受伤后注射破伤风抗毒素或破伤风免疫球蛋白，可以使人体快速获得抗体。

所以，想要提高免疫力，我们主要需做到以下三层防护：

1.洗手，保持安全距离，戴口罩等，让病毒无法进入人体。

2.保证营养，保证身体可以产生足够的免疫细胞。这也是张文宏主任让大家早餐吃鸡蛋、喝牛奶的原因。

3.接种疫苗，这是目前唯一有效的针对性对抗传染病的方法。

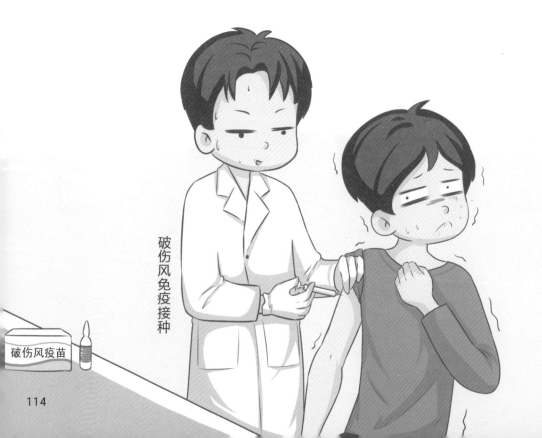

破伤风免疫接种

破伤风疫苗

3 新世纪的传染病流行

　　新型冠状病毒肺炎疫情一出，全国人民都想到了"非典"，即重症急性呼吸综合征（SARS）。"非典"疫情2002年出现，直至2003年中期才被逐渐消灭。正是因为有了2003年的经验，才让2020年的疫情防控有了一定的方向。

　　"非典"疫情期间，北京有小汤山医院；新型冠状病毒肺炎疫情期间，武汉雷神山医院18天时间、火神山医院10天时间就拔地而起。疫情期间，许多工厂停工，学校停课，全国人民居家抗疫。

　　"非典"疫情期间的抗疫英雄钟南山教授，此次临危受命，再次踏上征程。

　　疫情终将过去，生活终将回归正轨。但是，每次疫情都会带给我们思考，我们拼命堆砌钢筋水泥丛林，人类文明却好像在疫情面前不堪一击。那么，人类社会的进步对传染病而言，又意味着什么呢？

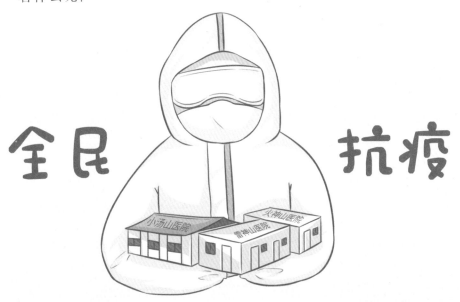

在原始社会，人口密度极低，很少有"传染病"这个概念。顶多是一个小部落和族群感染某种疾病，从疾病的发生到结束，患者要么痊愈，要么死亡，疾病极少发生大面积的传播。

然而，随着文明的发展，人类进入农耕文明以后，人口密度不断加大。人类圈养动物，开发自然环境，给各种病毒的变异和跨宿主传播提供了更为便利的条件。

同时，人口流动的效率越来越高，人口流动的半径越来越大，正如一句经典的评述所言：贸易像涓涓细流，让疾病全球传播；战争像山洪海啸，带着无数的细菌、病毒四处播撒。正是经济全球化的规模不断扩大，让传染病也逐步在全球蔓延。

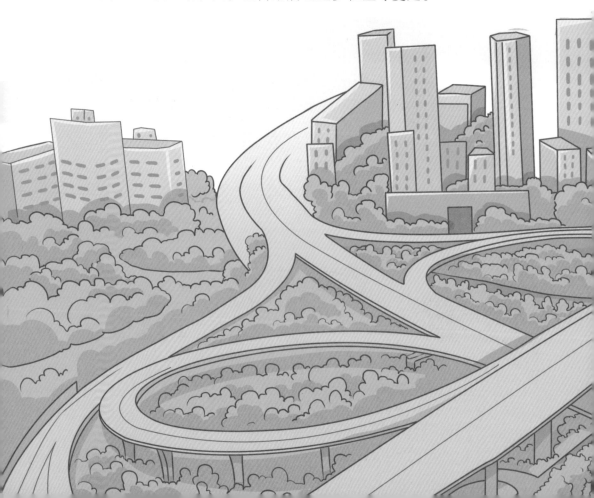

如今，四通八达的高铁，上千万人口的大城市，数亿人次的人口流动，让病毒的传播更为快速。新型冠状病毒席卷了全世界，没有人能独善其身，任何一种传染病都会成为全世界面临的课题。

　　大山大海，虽然会阻隔人类文明，但也是传染病的天然屏障。如今，这些屏障已经被打破，传染病永远不会被消除，疫情的每一次来袭，都将让人类重新审视自己。

后记

　　看了这本书，你一定觉得细菌和病毒无恶不作，是最"坏"的东西。其实，并非如此。这本书只列举了细菌和病毒大家庭中一些比较喜欢"捣乱"的家伙。人类和细菌的关系，可以用"相爱相杀，互利互惠"来形容。

　　在人体肠道菌群中，可以培养到的细菌有400余种。这些细菌不仅不会导致人类生病，还是维持人类健康的重要因素。如双歧杆菌、乳酸杆菌等，能合成多种人体生长发育必须的维生素，如B族维生素、维生素K、烟酸、泛酸等，还能利用蛋白质合成人体必需的氨基酸。

　　肠道细菌会不断更迭，和外来细菌"打打杀杀"，这个过程就像不停地给咱们打疫苗。因此，肠道也是人类免疫力的试炼场。

　　我们原本接触不到的细菌和病毒，比如野生动物身上的病毒，可能会给人类带来麻烦。但更多的时候我们是因自身的免疫系统平衡被打破而生病，比如服用化疗药物、抗生素，食用某些食物。滥用抗生素，会破坏肠道菌群，导致免疫屏障被破坏。本来不会感染人体的有益菌，出现在它不该出现的地方，就会对人体有害。

　　因此，养成良好的个人卫生习惯，注意公共卫生，是我们应该保持的健康的生活习惯。比如：吃饭前，上厕所后，包括接触过不洁的物品后，都要洗手，不让微生物通过皮肤黏膜进入身体；及时处理过期的食物和饮用水，保持冰箱内的卫生，避免滋生细菌影响我们的身体健康；感冒发烧之后要少去公共场所，保持佩戴口罩，不让有害微生物四处传播。

　　细菌和病毒这类微生物几十亿年前就出现在地球上了，它们遍布于我们生活的环境中，甚至生存于我们的身体内部。这些微生物也是大自然的一部分，如果想要杀灭所有的微生物，我们人类也会无法生存。

　　所以，我们要对自然抱有敬畏之心，学会与它和谐共处，保护自然环境，避免过度开发自然，让野生动物和微生物待在它们本应该在的地方。

2020 年 4 月 25 日

徐 昊 外科医生，医学科普类图书作家，三娃奶爸。中国科学技术大学附属第一医院神经外科主治医生，华中科技大学与加州大学旧金山分校联合培养博士，中国科学技术大学生命科学院博士后，曾在美国、日本等多国的著名医学院进行交流和学习，已发表多篇学术论文。

图书在版编目（CIP）数据

写给孩子的医学科普书：人类历史上的传染病 / 徐昊著，黑绘图 . -- 南昌：二十一世纪出版社集团，2020.8（2023.4 重印）
ISBN 978-7-5568-4910-9

Ⅰ.①写… Ⅱ.①徐… ②黑… Ⅲ.①传染病—医学史—世界—少儿读物 Ⅳ.① R51-091

中国版本图书馆 CIP 数据核字 (2020) 第 077446 号

写给孩子的医学科普书 **人类历史上的传染病**
XIEGEI HAIZI DE YIXUE KEPUSHU
RENLEI LISHI SHANG DE CHUANRANBING

徐 昊 / 著　黑 绘 / 图

出 版 人	刘凯军
责任编辑	陈珊珊
美术编辑	陈思达
营销编辑	聂韫慈
出版发行	二十一世纪出版社集团（江西省南昌市子安路 75 号　330025）
网　　址	www.21cccc.com
印　　刷	江西茂源艺术印刷有限公司
版　　次	2020 年 8 月第 1 版　2025 年 3 月第 6 次印刷
开　　本	720mm×970mm　1/16
印　　张	7.5　　　　　　　　　　　字　数　95 千字
书　　号	ISBN 978-7-5568-4910-9　　定　价　30.00 元